Hypertonie – Essenz und Evidenz

Hypertonie – Essenz und Evidenz

Edouard Battegay, Benedict Martina, Dörthe Schmidt, Barbara Elke (Hrsg.)

Programmbereich Medizin

Edouard Battegay
Benedict Martina
Dörthe Schmidt
Barbara Elke

(Hrsg.)

Hypertonie – Essenz und Evidenz

2., vollständig überarbeitete Auflage

Unter Mitarbeit von

Yves Allemann

Andreas Bock

Thomas Dieterle

Dagmar Keller

Paolo Suter

Christian Zaugg

Andreas Zeller

Lukas Zimmerli

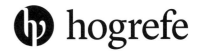

Bibliografische Information der Deutschen Nationalbibliothek
Die Deutsche Nationalbibliothek verzeichnet diese Publikation in der Deutschen Nationalbibliografie; detaillierte bibliografische Daten sind im Internet über http://www.dnb.de abrufbar.

Anregungen und Zuschriften bitte an:
Hogrefe AG
Lektorat Medizin
Länggass-Strasse 76
3000 Bern 9
Schweiz
Tel: +41 31 300 45 00
E-Mail: verlag@hogrefe.ch
Internet: http://www.hogrefe.ch

Lektorat: Susanne Ristea
Bearbeitung: Martin Kortenhaus, Illertissen
Herstellung: Daniel Berger
Umschlagabbildung: © bluecinema, iStockphoto
Umschlag: Claude Borer, Riehen
Illustration/Grafiken Innenteil: Angelika Kramer, Stuttgart
Satz: punktgenau GmbH, Bühl
Druck und buchbinderische Verarbeitung: Finidr s.r.o., Český Těšín
Printed in Czech Republic

2., vollständig überarbeitete Auflage 2017
1. Auflage Arterielle Hypertonie 2004 erschienen im Evimed Verlag, Basel
© 2017 Hogrefe Verlag, Bern
(E-Book-ISBN_PDF 978-3-456-95498-1)
(E-Book-ISBN_EPUB 978-3-456-75498-7)
ISBN 978-3-456-85498-4
http://doi.org/ 10.1024/85498-000

Inhaltsverzeichnis

Vorwort

Die Hypertonie ist nach wie vor einer der häufigsten, wenn nicht sogar der häufigste Konsultationsgrund in der täglichen ärztlichen Praxis bzw. die häufigste Morbidität oder Komorbidität in jeder Begegnung mit einem Patienten. Hypertonie ist der wichtigste, behandelbare kardiovaskuläre Risikofaktor. Die der Hypertonie zuordenbaren Folgeerkrankungen sind extrem zahlreich. Ein korrektes Management der Hypertonie ist deshalb eine außerordentlich wichtige Aufgabe in der täglichen ärztlichen Praxis.

Dieses Buch möchte die aktuellen Kenntnisse bezüglich Hypertonie evidenz- und erfahrungsbasiert zusammenfassen. Dabei sollen essenzielle Fragen in der Betreuung von Hypertoniepatienten praxistauglich und handlungsorientiert beantwortet werden. Unser Buch richtet sich an Allgemeinpraktiker, Internisten in Praxis und Klinik, an Kardiologen, Angiologen, Nephrologen, Neurologen und andere Spezialisten sowie auch an den interessierten Studenten und Laien.

Das Buch soll die Essenz der Betreuung von Hypertoniepatienten in der Alltagspraxis so konkret und transparent wie möglich vermitteln. Dabei ist der zeitliche Ablauf in der Patientenbetreuung das grundlegende Ordnungsprinzip, zum Beispiel in der logischen Abfolge von der Erstbegegnung mit einem möglicherweise hypertensiven Patienten, den folgenden Konsultationen, dem therapieresistenten Patienten bis hin zu speziellen Situationen.

Gleichzeitig soll das Buch kliniknah eine Vertiefung und Rationale bieten, die dem Arzt auch Erklärungs- und Argumentationshilfe für durch Laienliteratur und Internet zunehmend emanzipierte und teilweise auch fehlinformierte Patienten bieten. Das Werk soll den international neuesten Wissensstand anschaulich und didaktisch klar darstellen. Dabei wurden zunächst genaue Lernziele festgelegt und die Literatur entsprechend selektiert. Zudem sollte vor allem die Literatur im Buch Eingang finden, die das praktische Vorgehen beeinflusst oder auch widersprüchliche Aussagen aufweisen. Das Buch versucht also, die evidenzbasierte Praxis möglichst kompakt und anschaulich zusammenzufassen.

Herausgeber, Autoren und Verlag hoffen, dass dieses Buch Wissen, Können und auch Freude an der täglichen Praxis in der Betreuung von Patienten mit Hypertonie vermittelt und dass dies unseren Patienten mit Hypertonie zu Gute kommt.

Prof. Dr. med. Edouard Battegay, FACP
PD Dr. Dr. med. Dörthe Schmidt

Danksagung

Die Herausgeber danken den Autoren für deren wertvolle und umsichtige Arbeit.

Herr Klaus Reinhardt, ehemals Hogrefe Verlag, hat die Entstehung dieses Buches neu initiiert. Frau Susanne Ristea hat die Entstehung des Buches von Seiten des Verlags äußerst aufmerksam, aktiv und bedacht begleitet. Herr Martin Kortenhaus hat das Buch medizinisch formal und sprachlich fachmännisch sehr gekonnt überarbeitet und redigiert. Viele andere haben zur Entstehung des Werkes beigetragen, nicht zuletzt unsere Patienten und deren Fragen. Auch ihnen sei hier herzlich gedankt.

1 Einleitung

Die Hypertonie ist einer der wichtigsten kardiovaskulären Risikofaktoren. Bleibt sie unentdeckt, sind die Krankheitsfolgen beträchtlich. Entsprechend stehen die rechtzeitige Diagnose durch ein Screening, die Einleitung einer Therapie und die Begleitung des Patienten in der Langzeitbehandlung als wichtige Aufgaben im Zentrum der täglichen ärztlichen Praxis. Elementar ist es insbesondere, die verschiedenen Hypertonieformen und ihre evtl. vorhandenen Auslöser zu erkennen: Sie bestimmen die Therapie und den Krankheitsverlauf. Die aktuellen Kenntnisse hierzu sind evidenz- und erfahrungsbasiert in diesem Leitfaden zusammengefasst worden: Der Fokus liegt insbesondere darauf, die verschiedenen Hypertonieformen zu erkennen, sie zu therapieren und eventuelle Endorganschäden zu verhindern.

1.1 Definition und Stadieneinteilung

Von einer arteriellen Hypertonie kann ausgegangen werden, wenn die systolischen Blutdruckwerte 140 mmHg oder mehr und/oder die diastolischen Werte 90 mmHg oder mehr betragen [1].

Für die Diagnose einer arteriellen Hypertonie sind Messungen an mindestens

Definition: Arterielle Hypertonie

Blutdruckwerte ≥ 140 mmHg systolisch und/oder ≥ 90 mmHg diastolisch (nach [2]).

2 verschiedenen Tagen nötig. Dabei bestimmt man den Durchschnittswert von 2 oder mehr Blutdruckwerten, die im Sitzen gemessen wurden. Bei älteren Patienten und Diabetikern sowie Personen mit autonomer Neuropathie soll der Blutdruck auch im Stehen gemessen werden. In der Regel sollte für die Diagnosestellung auch eine 24-Stunden-Blutdruckmessung durchgeführt werden. Dadurch lässt sich eine häufige Weißkittelhypertonie oder eine Weißkittelkomponente identifizieren. Auch können so nächtlich erhöhte oder tagsüber oder nachts auftretende hypotone Blutdruckwerte festgestellt werden [3].

Eine Messung bei einer einzigen Gelegenheit reicht nur aus, wenn außerordentlich hohe Blutdruckwerte über 210/120 mmHg gemessen werden, oder wenn erhöhte Blutdruckwerte mit Symptomen eines akuten hypertensiven Endorganschadens assoziiert sind – wie z.B. Zeichen einer hypertensiven Enzephalopathie (s.a. Kap. 3.4.5).

Die in Tabelle 1-1 aufgeführten Hypertonie-Stadien gelten für Erwachsene je-

Tabelle 1–1: Stadieneinteilung der arteriellen Hypertonie gemäß ESC-Leitlinien [2].

Stadium	Systolischer Wert	Diastolischer Wert
optimal	< 120 mmHg	< 80 mmHg
normal	120–129 mmHg	80–84 mmHg
oberer Normbereich	130–139 mmHg	85–89 mmHg
Grad 1 (mild)	140–159 mmHg	90–99 mmHg
Grad 2 (mittelschwer)	160–179 mmHg	100–109 mmHg
Grad 3 (schwer)	≥ 180 mmHg	≥ 110 mmHg
isolierte systolische Hypertonie	≥ 140 mmHg	< 90 mmHg

den Alters ohne aktuelle antihypertensive Medikation und ohne akute Krankheit [2]. Diese Stadieneinteilung der Hypertonie beruht auf Praxismessungen. Für die 24-Stunden-Blutdruckmessung (Kap. 2.2.3) und die Blutdruckselbstmessung (Kap. 2.2.2) sind die Grenzwerte anders definiert.

Die Schweizerische Gesellschaft für Hypertonie definiert in ihren Leitlinien die gleichen Grade der Hypertonie, unterteilt unterhalb des Grenzwertes von 140 mmHg systolisch und 95 mmHg diastolisch aber nicht in verschiedene Kategorien [4].

1.2 Häufigkeit und Awareness

1.2.1 Häufigkeit

Die Prävalenz der arteriellen Hypertonie ist in allen Gegenden der Welt sehr hoch. Ein Vergleich zwischen den einzelnen Ländern und Regionen ist allerdings schwierig, weil unterschiedliche Kollektive mit unterschiedlichen Methoden untersucht wurden [5]. Dennoch gibt es Tendenzen:

- In den westeuropäischen Ländern sinkt die Prävalenz der Hypertonie, in den osteuropäischen Ländern steigt sie [6]. Die niedrigere Prävalenz der Hypertonie in Westeuropa korreliert dabei mit einer mittlerweile geringeren Rate von Schlaganfällen.
- In Ländern mit hohem Einkommen beträgt die Prävalenz 28,5 %, in Ländern mit mittlerem und niedrigem Einkommen 31,5 %. Von 2000–2010 sank die Prävalenz in hoch entwickelten Ländern um 2,6 %, in den anderen stieg sie um 7,7 % [7].

Die Prävalenz beeinflussende Faktoren sind Alter, Geschlecht und ethnische Herkunft:

- In der Schweiz (Lausanne, erwachsene Normalbevölkerung) hatten 31 % der

Frauen und 43 % der Männer erhöhte Blutdruckwerte. Mit fortschreitendem Lebensalter nahmen die durchschnittlichen Blutdruckwerte zu: In der Altersgruppe von 35–44 Jahren wiesen 18 % der Untersuchten erhöhte Blutdruckwerte auf, im Alter von 65–75 Jahren waren es 75 % (Abbildung 1-1) [8]. Bei dieser Untersuchung kann jedoch nicht von einer „Diagnose Hypertonie" gesprochen werden, da lediglich eine Blutdruckmessung durchgeführt wurde.

- In einer anderen, in Deutschland durchgeführten Studie wurden Daten mittels Befragung in den Jahren 2008–2011 erhoben und mit den Zahlen von 1998 verglichen. Der durchschnittliche systolische Blutdruck sank von 129 auf 124 mmHg, der diastolische von 78 auf 73 mmHg, wobei die Blutdruckverringerung häufiger bei behandelten Hypertonikern beobachtet werden konnte. Trotzdem sank die durchschnittliche Rate der Hypertonie kaum (32 % vs. 30 %). Deutlicher war jedoch der prozentuale Rückgang der nicht kontrollierten Hypertoniker von 23 % auf 15 % [9].

1.2.2 Awareness

Nicht jeder Patient mit einer arteriellen Hypertonie kennt seine Diagnose und die Krankheitsfolgen. Gemäß der amerikanischen Heart Disease and Stroke Statistik 2013 kennen 82 % der hypertonen Erwachsenen die Diagnose, 75 % nehmen antihypertensive Medikamente – und nur 53 % erreichen die Therapieziele [10]. Zudem bestehen zwischen entwickelten und weniger gut entwickelten Ländern beträchtliche Unterschiede: Awareness, der Anteil behandelter Patienten und eine erfolgreiche Therapie waren in entwickelten Ländern signifikant besser [7].

1.3   Hypertonie als Risikofaktor

Eine arterielle Hypertonie erhöht die Inzidenz von koronarer Herzkrankheit (KHK), Herzinsuffizienz, Demenz, zerebrovaskulärem Insult, hypertensiver Enzephalopathie, Niereninsuffizienz und peripherer arterieller Verschlusskrankheit (pAVK). Die Entwicklung dieser kardiovaskulären Endorganschäden und Er-

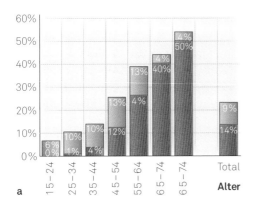
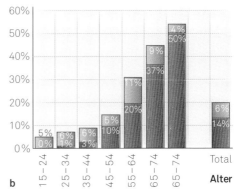

Abbildung 1–1: Prävalenz der Hypertonie in der Schweiz in Abhängigkeit von Alter und Therapiestatus (keine Therapie grau). **a** Männer. **b** Frauen.

krankungen korreliert in jedem Alter mit der Höhe des Blutdrucks – außer bei KHK und bei Schlaganfall, bei denen eine sog. J-förmige Blutdruck-Risiko-Korrelation beobachtet werden kann. Dabei verschlechtern – bei bereits manifestem kardialem Endorganschaden – auch sehr niedrige Blutdruckwerte die Symptomatik. Im Fall einer KHK und einer linksventrikulären Hypertrophie könnten zu niedrige diastolische Blutdruckwerte mit einer ungenügenden koronaren Perfusion einhergehen [11]. Umgekehrt muss der diastolische Blutdruck relativ hoch sein, um die Perfusion der Koronararterien auch dann noch zu garantieren, wenn der linksventrikuläre Druck erhöht ist (Abbildung 1–2) [11]. Während der Blutdruck bei Patienten ohne Gefäßschäden bis etwa 110 mmHg systolisch linear mit dem kardiovaskulären Risiko korreliert, kann bei Hochrisikopatienten eine zu starke Senkung des Blutdrucks zu einer Unterperfusion wichtiger Organe führen [12].

Die Diskussion um den idealen Blutdruckgrenzwert ist noch nicht abgeschlossen. Die großen Studien oder Registerdaten (ACCORD [13], SPRINT [14], CLARIFY [15], Hope-3-Trial [16]) kommen nicht zu den gleichen Ergebnissen, wobei allerdings auch unterschiedliche Patientengruppen untersucht wurden (s. a. Kap. 4.1).

1.3.1 Risikoeinschätzung

Um das Risiko der Patienten abzuschätzen, teilt man sie anhand der Höhe des Blutdrucks, assoziierter Risikofaktoren und eventueller Endorganschäden und/oder Begleiterkrankungen in 4 Risikokategorien (Tabelle 1–2) ein. Die Risikokategorie bestimmt, wie rasch Abklärung und Therapie empfohlen werden. Dabei berücksichtigt man gemäß ESH/ESC-Leitlinien neben nicht beeinflussbaren Faktoren wie Alter, Geschlecht, Familienanamnese auch beeinflussbare Faktoren wie z. B. Gewicht (Adipositas), Nikotinabusus, Dyslipidämie sowie einen pathologischen Glukosestoffwechsel.

Die aktuell gebräuchlichen Risiko-Scores basieren auf der Verwendung der oben aufgelisteten traditionellen Risikofaktoren. Berücksichtigt man auch neuere

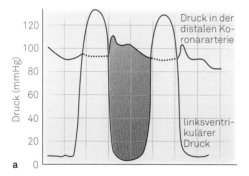
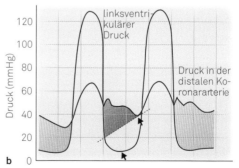

Abbildung 1–2: J-Kurven-Phänomen (nach [11]). Druck im linken Ventrikel und in den distalen Koronararterien im Verlauf einer Herzaktion. **a** Normaler Verlauf. **b** Patienten mit Koronarstenose und/oder hohem linksventrikulärem Druck am Ende der Diastole (LVEDP = „left ventricular diastolic pressure"). Pfeile = hoher LVEDP

Tabelle 1–2: Einteilung des kardiovaskulären Risikos in 4 Kategorien (gering, mäßig, hoch und sehr hoch [2].

Andere RF, asymptomatische Endorganschäden oder Krankheiten	Blutdruck (mmHg)			
	hochnormal sBD 130–139 dBD 85–89	Hypertonie Grad 1 sBD 140–159 dBD 90–99	Hypertonie Grad 2 sBD 160–179 dBD 100–109	Hypertonie Grad 3 sBD ≥ 180 dBD ≥ 110
keine anderen RF		niedriges Risiko	mäßiges Risiko	hohes Risiko
1–2 RF	niedriges Risiko	mäßiges Risiko	mäßiges bis hohes Risiko	hohes Risiko
≥ 3 RF	niedriges bis mäßiges Risiko	mäßiges bis hohes Risiko	hohes Risiko	hohes Risiko
Endorganschaden, CNI (Grad 3) oder DM	mäßiges bis hohes Risiko	hohes Risiko	hohes Risiko	hohes bis sehr hohes Risiko
symptomatische kardiovaskuläre Erkrankung, CNI (≥ Grad 4) oder DM mit Endorganschaden/RF	sehr hohes Risiko	sehr hohes Risiko	sehr hohes Risiko	sehr hohes Risiko

RF = Risikofaktoren, sBD = systolischer Blutdruck, dBD = diastolischer Blutdruck, CNI = chronische Niereninsuffizienz, DM = Diabetes mellitus

---

Merke: Kardiovaskuläre Risikofaktoren [2]

- Männer > 55 Jahre und postmenopausale Frauen
- Rauchen
- Dyslipidämie (Triglyzeride > 4,9 mmol/l, und/oder LDL > 3,0 mmol/l und/oder HDL < 1,0 mmol/l, Frauen < 1,2 mmol/l und/oder Triglyzeride > 1,7 mmol/l)
- erhöhte Nüchternglukose (5,6–6,9 mmol/l)
- abnormer Glukosetoleranztest
- Adipositas (Body Mass Index [BMI] ≥ 30 kg/m^2)
- abdominale Adipositas (Bauchumfang ≥ 102 cm bei Männern, ≥ 88 cm bei Frauen)
- kardiovaskuläre Erkrankungen in der Familie (Frauen < 65 Jahre, Männer < 55 Jahre)
- Niereninsuffizienz (eGFR < 60 ml/min/ 1,73 m^2 [17])

Biomarker wie Mikroalbuminurie oder die glomeruläre Filtrationsrate, verbessert dies die Vorhersage des Risikos kaum. Jedoch werden nicht alle Risikofaktoren mittels Score erfasst. So haben insbesondere jüngere Personen mit einem sitzenden Lebensstil oder körperlich inaktive Personen mit zentraler Adipositas ein zusätzlich erhöhtes kardiovaskuläres Risiko [2].

Ergänzende bildgebende Verfahren können des Weiteren Hinweise geben, ob eine Atherosklerose vorliegt und ggf. in welchem Ausmaß:

- Der koronare Kalzium-Score wird mittels CT bestimmt und korreliert als Maß der Verkalkung mit dem Ausmaß der koronaren Atherosklerose und dem koronaren Risiko. Jedoch ist das Verfahren nicht geeignet, um die Stabilität einer Plaque zu definieren. Zudem muss die nicht geringe Strahlenbelastung berücksichtigt werden.
- Auch mittels Ultraschall der Karotiden kann das Maß der Atherosklerose bestimmt werden.

Beide Untersuchungen werden nicht generell empfohlen. Sie können allenfalls bei Patienten, deren Risiko sich gerade am Grenzwert von 5 % oder 10 % befindet, zur Präzision der Risikozuordnung herangezogen werden.

1.3.2 Vom Risikofaktor zum Endorganschaden

Mittels Risiko-Score kann das Risiko, in den nächsten 10 Jahren an einem kardiovaskulären Ereignis zu sterben, abgeschätzt werden. Der Risikofaktor „Alter" erhält dabei eine zentrale Bedeutung. Werden jüngere Personen wegen eines niedrigen absoluten Risikos nicht behandelt, können die Risikofaktoren in späteren Jahren zu irreversiblen Veränderungen führen. Aus den Risikofaktoren können sich Endorganschäden – und später auch Symptome und kardiovaskuläre Ereignisse entwickeln. Es besteht ein kardiovaskuläres und renales Kontinuum [18].

Bei jedem Patient mit Hypertonie sollte bei der Diagnose und auch später im Verlauf aktiv nach Endorganschäden gesucht werden. Bei jüngeren Patienten sollte die Entscheidung, ob sie behandelt werden, besser durch die Bestimmung des relativen Risikos gefällt werden [2]. Dabei finden die in Tabelle 1–3 aufgelisteten Marker zur Beurteilung eines Organschadens gemäß den ESH-Leitlinien 2013 Verwendung. Insbesondere sind die etablierten Folgen einer arteriellen Hypertonie von Bedeutung:

- kardiale Organschädigungen im Sinne einer KHK oder einer Herzinsuffizienz
- zerebrale Schädigungen (ischämischer Stroke, TIA, zerebrale Hämorrhagie)
- chronische Nierenerkrankungen
- symptomatische periphere arterielle Verschlusskrankheit
- Retinopathie

Gesondert wird das Vorhandensein eines Diabetes mellitus gewertet, denn er erhöht das kardiovaskuläre Risiko beträchtlich.

Hypertoniebedingte kardiale Veränderungen

Zur Abschätzung einer durch erhöhte Blutdruckwerte verursachten kardialen Organveränderung oder eines manifesten Organschadens sollte bei allen hyperten-

Tabelle 1–3: Marker zum Nachweis von Organschäden: Aussagekraft, Verfügbarkeit, Reproduzierbarkeit und Kosteneffizienz (ESH 2013).

Marker	Aussage-kraft	Verfüg-barkeit	Reproduzier-barkeit	Kosten-effizienz
Standardmarker				
EKG	+++	++++	++++	++++
Echokardiografie plus Doppler	++++	+++	+++	+++
geschätzte glomeruläre Filtrationsrate	+++	++++	++++	++++
Mikroalbuminurie	+++	++++	++	++++
Intima-Media-Dicke der Karotis und Plaques	+++	+++	+++	+++
arterielle Gefäßsteifigkeit (Pulswellengeschwindigkeit)	+++	++	+++	+++
Knöchel-Arm-Index	+++	+++	+++	+++
Fundoskopie	+++	++++	++	+++
Zusätzliche Parameter				
Verkalkung der Koronarien	++	+	+++	+
endotheliale Dysfunktion	++	+	+	+
zerebrale Lakunen/Läsionen der weißen Substanz	++	+	+++	+
kardiale MRT	++	+	+++	++

siven Patienten ein **12-Kanal-EKG** geschrieben werden. Damit sind Hinweise möglich auf:

- eine linksventrikuläre Hypertrophie (mittels Sokolow-Lyon-Index, modifiziertem Sokolow-Lyon-Index oder „Cornell voltage QRS duration product"), die sich bei ca. einem Viertel der Patienten mit Hypertonie findet [1]
- einen ventrikulären „Overload" oder „Strain" liefern, die ebenfalls mit einem erhöhten Risiko assoziiert sind [19, 20, 21]

Zwar ist die Sensitivität des EKG geringer, wenn man sie mit anderen Methoden zum Nachweis einer linksventrikulären Hypertrophie vergleicht, jedoch sind EKG-Veränderungen gemäß Beobachtungsstudien und klinischen Studien ein wichtiger, unabhängiger Prädiktor für kardiovaskuläre Ereignisse [19]. Falsch positive Werte kann es bei jungen und schlanken Patienten, falsch negative Resultate bei adipösen Patienten geben.

Sensitiver als das EKG zur Diagnose der linksventrikulären Hypertrophie ist die **Echokardiografie** [22]. Sie gilt heute als Goldstandard und kann, korrekt durchgeführt, die Dicken des interventrikulären Septums und der linksventrikulären posterioren Wand präzise angeben. Ebenfalls können Aussagen über die systolische und diastolische Funktion getroffen werden. Gerade die diastolische Funktion kann durch eine Hypertonie massiv beeinträchtigt sein und so zu einer veränderten Füllung und Relaxation des linken Ventrikels beitragen. Die Echokardiografie empfiehlt sich in folgenden Situationen:

- Patienten mit Hypertonie und einem moderaten kardiovaskulären Risiko – mit der Echokardiografie wird das Risiko dieser Patienten (erneut) beurteilt, um eine im EKG möglicherweise nicht dargestellte linksventrikuläre Hypertrophie zu visualisieren (Empfehlung der ESC 2013)
- Patienten, bei denen bereits elektrokardiografisch Hinweise auf eine linksventrikuläre Hypertrophie bestehen – mit der Echokardiografie kann man nicht nur diese Hypertrophe quantifizieren, sondern auch die ventrikuläre Geometrie und Funktion (und auch die Aorta und die Gefäße) beurteilen
- Patienten mit kardialer Symptomatik

Ergänzende Informationen, falls therapeutisch relevant, können zudem die folgenden **weiteren Untersuchungen** liefern:

- kardiale MRT
- nicht invasiver Ischämietest mittels Stress-Echokardiografie, Stress-MRT, Perfusionsszintigrafie (bei Verdacht auf eine myokardiale Ischämie)
- Koro-CT oder Kombinationsuntersuchungen (in ausgewählten Fällen)

- Angiografie (bei hochgradigem Verdacht auf eine stressinduzierte Wandbewegungsstörung oder Hinweisen auf eine manifeste Ischämie)

Hypertoniebedingte Nephropathie

Zur Beurteilung der Nierenfunktion sollte ein laborchemisches Screening durchgeführt werden. Dabei ist die Schätzung der **glomerulären Filtrationsrate** (eGFR) nach der CKD-EPI- oder MDRD-Methode essenziell.

Zudem lässt sich eine Nephropathie mit der Bestimmung des **Mikroalbumins im Urin** – als Ausdruck einer glomerulären Schädigung – nachweisen. Eine solche Schädigung kann einerseits einen hypertensiven Endorganschaden darstellen, andererseits aber auch durch eine sekundäre Hypertonie aufgrund einer Nierenkrankheit bedingt sein (s.a. Kap. 3.4.3). Die Mikroalbuminurie ist zudem ein sensitiver Marker des kardiovaskulären Risikos [23, 24]. Sie korreliert bei Hypertonikern mit der späteren Entwicklung einer Niereninsuffizienz [25] und anderer hypertensiver Endorganschäden [26].

Merke

Die Bestimmung der Mikroalbuminurie hat einen festen Stellenwert für die Abschätzung des Schweregrads einer Hypertonie und ist deshalb bei jedem Hypertoniker sinnvoll.

Die Mikroalbuminurie sollte über den Albumin/Kreatinin-Quotienten im Portionen-Urin bestimmt werden (Resultat in mg/mmol Kreatinin oder mg/g Kreatinin). Falsch positive Ergebnisse für eine Mikroalbuminurie können z. B. bei Harnwegsinfekten, fieberhaften Erkrankungen, nach körperlicher Anstrengung, Dehydratation, akuten Erkrankungen oder bei HIV vorkommen.

Ebenfalls Teil der Abklärung ist ein **Urinstatus** (Teststreifen auf Erythrozyten und Proteinurie) sowie ein **Urinsediment**. Spezielle Untersuchungen können im Rahmen einer sekundären Hypertonie mit renaler Ursache indiziert sein (Kap. 3.4.3).

Hypertoniebedingte Retinopathie

Die Fundus-Untersuchung wird in den ESH-Leitlinien als Zusatzuntersuchung im Work-Up empfohlen. Weil Nicht-Ophthalmologen den Augenfundus allerdings oft ungenügend beurteilen, sollte diese bevorzugt durch einen Ophthalmologen ausgeführt werden. Kaliberschwankungen der Arterien sind häufig und prognostisch nicht verwertbar [27], weil sie auch durch Vasospasmen hervorgerufen werden können. Veränderungen wie Hämorrhagien und Exsudate (Stadium 3) sowie ein Papillenödem (Stadium 4) weisen hingegen auf einen massiven Endorganschaden hin [28].

Erkennen zerebrovaskulärer Krankheiten

Normalerweise wird die zerebrale Durchblutung innerhalb eines bestimmten Blutdruckbereichs durch die **Autoregulation** konstant gehalten. Während bei einer chronischen Hypertonie lediglich der Blutdruckbereich zu höheren Werten verschoben sein kann, ist bei einem akuten zerebralen Ereignis der gesamte Mechanismus gestört (Abbildung 1–3) [29].

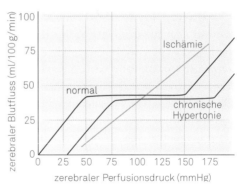

Abbildung 1–3: Zerebrale Autoregulation von Patienten mit normalen (rote Kurve) und chronisch hypertensiven (schwarze Kurve) Blutdruckwerten. Ein deutlicher Rechts-Shift als Ausdruck der veränderten Autoregulation durch chronisch erhöhte Blutdruckwerte ist zu erkennen. Die dünne Linie zeigt die Veränderungen der Autoregulation durch eine akute Ischämie im betroffenen Gebiet.

Bei einem akuten zerebrovaskulären Ereignis ist der Blutdruck oft erhöht. So weisen über die Hälfte der Patienten mit einem Stroke eine sog. **hypertensive Reaktion** auf [30]. Dabei handelt es sich um eine Blutdruckerhöhung auf Werte, die über den Blutdruckwerten vor dem Stroke liegen. Bei einer Hämorrhagie ist der Blutdruckanstieg oft noch stärker als bei einer Ischämie [31]. Besonders häufig führt eine subarachnoidale Blutung zu einer Blutdruckerhöhung [31].

Erhöhte Blutdruckwerte können zu **zerebralen Veränderungen** führen. Diese können akut symptomatisch auftreten (s. o.), jedoch auch asymptomatisch bleiben – insbesondere bei älteren Patienten [32, 33]. Am häufigsten sind dabei Hyperintensitäten der weißen Substanz [32]. Weitere Veränderungen können Mikroblutungen sein. Diese treten in ca. 5 % der Fälle auf.

Zudem zeigt die Hypertonie eine starke Korrelation mit einer **kognitiven Ein-**

schränkung und Demenz im Alter. Man könnte von einem Herz-Gehirn-Kontinuum sprechen (Abbildung 1-4). Dabei setzen Risikofaktoren wie eine Hypertonie, aber auch eine Dyslipidämie oder ein Diabetes, einen Gewebeschaden in Gang, der schließlich zu Symptomen führt [34]. In Japan ging vor allem eine Hypertonie in den mittleren Lebensjahren mit dem Risiko einer Demenz im Alter einher [35]. Neben dem erhöhten systolischen Blutdruck scheint auch ein niedriger diastolischer Blutdruck im Alter (< 70 mmHg) mit einem erhöhten Risiko einer Demenz assoziiert zu sein [36].

Die Senkung des Blutdrucks verrringert einerseits das Risiko eines Strokes, eine antihypertensive Therapie verlangsamt jedoch auch das Fortschreiten einer Demenz, vor allem des vaskulären Typs [37]. Um die Demenz zu beeinflussen, ist es auch wichtig, den nächtlichen Blutdruck zu senken [38]. In der klinischen Praxis sollte daher neben einer neurologischen Untersuchung auch eine entsprechende kognitive Beurteilung durchgeführt werden, um kognitive Störungen frühzeitig zu erfassen.

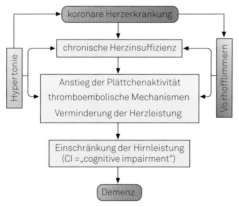

Abbildung 1–4: Hypothese Herz-Gehirn-Kontinuum (nach [34]).

1.4   Komorbiditäten und Multimorbidität

Viele Patienten mit erhöhten Blutdruckwerten haben zusätzlich zur Hypertonie weitere Krankheiten oder weisen mehrere zusätzliche kardiovaskuläre Risikofaktoren auf. Solche zusätzliche Risikofaktoren und Komorbiditäten müssen im Behandlungskonzept berücksichtigt werden. Eine Gewichtszunahme im Verlauf des Lebens erklärte in der großen epidemiologischen Framingham-Untersuchung 70 % der Blutdruckerhöhung. Die Kombination Altern und „Schwerer-Werden" ist bezüglich des Risikos der chronischen Erkrankungen besonders ungünstig [39].

Die heutigen Leitlinien berücksichtigen jedoch oft nur eine Krankheit und in vielen großen Studien sind Patienten mit Komorbiditäten weitgehend ausgeschlossen, um die Aussage nicht zu „verfälschen". Wie sich die Behandlung bei Komorbiditäten verändert, ist aktuell noch wenig erforscht. Die konkreten Therapieentscheidungen können oft nicht getroffen werden, indem man die Leitlinien befolgt, sondern indem man auf Erfahrungswerte zurückgreift. Dies stellt den behandelnden Arzt vor große Herausforderungen, denn die gleichzeitig bestehenden Krankheiten können sich gegenseitig beeinflussen und ihre Therapien können interferieren.

Krankheiten treten in Clustern auf (Tabelle 1-4) [40]. Die häufigsten Kombinationen sind Hypertonie und Krankheiten des Bewegungsapparates, Arthrose oder chronischer Rückenschmerz. Hier interferieren die Therapien. In der Schmerztherapie eingesetzte NSAR führen zu einer Volumenretention und einer verminderten Vasodilatation, sie erhöhen den Blutdruck und schwächen die Wirkung der

Tabelle 1–4: Komorbiditäten der 10 häufigsten Erkrankungen in der Praxis (nach [41]).

Angaben in Prozent[1]	KHK	Hypertonie	Herzinsuffizienz	Schlaganfall/TIA	VF	DM	COPD	chronisches Schmerzsyndrom	Depression	Demenz	Prozent[2]	Anzahl bei Patienten < 65 Jahre[3]	Anzahl bei Patienten ≥ 65 Jahre[3]
KHK		62	14	13	11	22	13	24	17	3	8,8	3,4	4,4
Hypertonie	18		5	10	6	18	8	19	14	2	21,9	2,5	3,6
Herzinsuffizienz	59	57		16	26	23	18	23	17	4	2,8	3,9	5,6
Schlaganfall/TIA	29	61	8		13	19	13	22	21	5	6,0	3,6	4,8
VF	37	55	21	20		19	13	18	14	5	6,5	3,3	5,0
DM	23	54	6	9	6		8	21	18	2	17,6	2,9	6,5
COPD	19	33	6	8	6	11		23	18	2	14,3	2,8	4,5
chronisches Schmerzsyndrom	16	36	3	6	3	13	10		31	3	12,7	3,1	4,3
Depression	10	23	2	5	2	9	7	27		3	25,4	2,6	4,9
Demenz	21	41	6	18	10	13	9	17	32		5,3	4,1	4,6

1 Prozentsatz der Patienten mit der in der Zeile angegebenen Erkrankung, die auch an der in der Spalte angegebenen Erkrankung leiden

2 Prozentsatz der Patienten in der Zeile, die nicht an eine der 39 anderen Erkrankungen in der vollständigen Untersuchung leiden

3 durchschnittliche Anzahl der Erkrankungen bei Patienten mit der Erkrankung in der jeweiligen Zeile

ACE-Hemmer. Wenn möglich, sollten NSAR, auch Cox-2-Inhibitoren, bei Hypertonie vermieden werden. Die Alternative Paracetamol erhöht den Blutdruck jedoch ebenfalls, wenn auch in geringerem Ausmaß. Eine effiziente Schmerztherapie ist aber trotzdem wichtig, weil auch Schmerzen den Blutdruck erhöhen können. Oft muss man zwischen verschiedenen Krankheiten Prioritäten setzen und eine individuelle Lösung finden.

1.5　Rolle der Früherkennung

In allen Bevölkerungsgruppen sollten regelmäßige Blutdruckscreenings durchgeführt werden – zum einen, weil die Prävalenz der Hypertonie in der Normalbevölkerung sehr hoch ist, zum anderen, weil die Hypertonie ein bedeutender Risikofaktor für kardiovaskuläre Erkrankungen ist. Dies wirft die Frage auf, wie häufig eine Blutdruckmessung in der Praxis beim Nichthypertoniker durchgeführt werden sollte. In der ärztlichen Praxis bietet sich die Gelegenheit, den Blutdruck zu messen, auch wenn die Konsultation einen anderen Grund hat (Incidental Screening). Leitlinien verschiedener Fachgesellschaften empfehlen Screenings jährlich oder zweijährlich, je nach Blutdruckwerten.

> **Merke**
>
> Häufigkeit der Blutdruckmessung im Rahmen eines Screenings beim Nichthypertoniker
> - Blutdruck < 120/80 mmHg → alle 2 Jahre
> - Blutdruck < 120–139/80–90 mmHg → jährlich

1.6　Rolle einer effizienten antihypertensiven Therapie

Die effiziente antihypertensive Behandlung reduziert bei Mann und Frau die Gesamtmortalität, die kardiovaskuläre Mortalität und die Morbidität. Dieser Nutzen ist auch für Personen über 80 Jahre nachgewiesen [42]. Dabei sind Lifestyle-Maßnahmen und die medikamentöse Therapie von Bedeutung.

Trotzdem – auch neuere Untersuchungen weisen immer noch einen großen Prozentsatz von Patienten auf, die die Zielwerte nicht erreichen. In einer Statistik der American Heart Association von 2013 waren dies immerhin noch 47 % aller Untersuchten [10].

2 Bestätigung der Diagnose einer arteriellen Hypertonie – diagnostische Möglichkeiten und Schritte

2.1 Methoden der Blutdruckmessung

Bis vor wenigen Jahren waren Quecksilber-Sphygmomanometer (Messung nach Riva-Rocci) zusammen mit der Auskultation der Korotkow-Geräusche der Goldstandard. In der Praxis verließ man diese Methode aufgrund der Umwelttoxizität des Quecksilbers. Mehr und mehr wurde der Blutdruck auskultatorisch mit einem Aneroidmanometer gemessen. Aneroidmanometer sind allerdings weniger genau und bei unsachgemäßer Behandlung empfindlicher. Sie müssen auch regelmäßig kalibriert werden. Bei den „Hybrid"-Manometern ist die Quecksilbersäule durch eine elektronische Anzeige ersetzt, die Geräte messen aber auskultatorisch.

> **Merke**
>
> Heute werden in der Praxismessung, der Blutdruckselbstmessung und der ambulanten 24-Stunden-Blutdruckmessung hauptsächlich validierte oszillometrische und automatisierte Blutdruckmessgeräte verwendet.

2.1.1 Auskultatorische und oszillometrische Blutdruckmessung

Auskultatorische Blutdruckmessung

Vorgehen

Die Blutdruckmanschette wird am Oberarm angelegt und aufgeblasen. Dadurch wird die Oberarmarterie verschlossen. Anschließend lässt man den Druck aus der Manschette mit rund 2 mmHg pro Sekunde ab. Das erste Auftreten der Korotkow-Geräusche (Phase I) entspricht dem systolischen Blutdruck, das Verschwinden der Geräusche (Phase V) dem diastolischen Wert. Die Phasen II und III der auskultatorischen Blutdruckmessung sind durch eine Veränderung des Charakters des akustischen Phänomens (bei Druckabfall nimmt das Geräusch einen zischenden Charakter an, welches in Phase III laufen wird) gekennzeichnet, haben jedoch in der Praxis keine relevante Bedeutung. Bei Kindern oder bei Personen, bei denen die Geräusche bis zu sehr niedrigen Werten hörbar sind, sollte das Leiserwerden der Geräusche (Phase IV) als diastolischer Blutdruckwert verwendet werden. Bei einer Aortenklappeninsuffizienz sind sehr niedrige diastolische Werte manchmal real. Sind die Korotkow-Geräusche nicht auskultierbar, kann der systolische Blutdruckwert an der A. radialis palpatorisch gemessen werden [43].

Fehlermöglichkeiten

Es gibt eine ganze Reihe möglicher Fehlerquellen:

- Typischerweise wählen Untersucher bei den Blutdruckmesswerten häufiger die Endziffern 0 und 5 [44].
- Vorurteile können das Messergebnis beeinflussen, indem z. B. bei einem jungen Patienten im Grenzbereich um 140/90 mmHg eher ein normaler Blutdruckwert „gehört" wird als bei einem älteren oder einem adipösen Patienten.
- Eine zu schnelle Deflation der Manschette kann zu niedrige Werte ergeben, vor allem bei ausgeprägter Bradykardie.
- Bei den Korotkow-Geräuschen kann fälschlicherweise das Leiserwerden (Phase IV) und nicht das Verschwinden (Phase V) als Messwert gewählt werden.
- Umgebungslärm und die Hörfähigkeit des Untersuchers können fehlerhafte Messungen zur Folge haben.
- Schmerzen bei der Inflation der Manschette, vor allem bei sehr hohen Blutdruckwerten, können zu Falschmessungen führen.

Oszillometrische Blutdruckmessung

Prinzip

Die oszillometrische Blutdruckmessung ist heute weit verbreitet. Bei dieser Methode befinden sich sowohl die Druckkammern als auch der Sensor für die Arterienoszillometrie in der Manschette. Ein im Gerät eingebauter automatisierter Kompressor pumpt die Blutdruckmanschette etwa 50 mmHg über den systolischen Blutdruck auf. Danach wird der Druck in der Manschette langsam abgelassen. Sinkt der Manschettendruck unter den systolischen Blutdruck, entstehen in der Gefäßwand Schwingungen (Oszillationen), die in die Oberarmmanschette weitergeleitet und von einer Messsonde erfasst werden. Mit abnehmendem Druck steigt die Schwingungsamplitude zunächst an. Das Maximum der Schwingungsamplituden entspricht in etwa dem arteriellen Mitteldruck. Mit weiter abfallendem Druck nimmt die Amplitude wieder ab (Abbildung 2-1). Es hängt nun vom Gerät und vom verwendeten Algorithmus ab, wo die Cut-offs für den systolischen und den diastolischen Blutdruck bei der Hüllkurve der Schwingungen definiert werden.

Fehlermöglichkeiten

Die Geräte sind grundsätzlich etwas weniger genau als die Sphygmomanometer, sie haben jedoch den Vorteil, dass die oben erwähnten Fehler des Untersuchers im Umgang mit der Blutdruckmessung entfallen. Die Korotkow-Geräusche können also nicht ungenau bestimmt und die Ziffern 0 und 5 nicht bevorzugt werden. Oszillatorische Messungen zeigen eine bessere Korrelation mit der 24-Stunden-Blutdruckmessung als die auskultatorische Messung nach Riva-Rocci, sowie einen geringeren Weißkitteleffekt [45].

Blutdruckmessung bei Arrhythmie

Bei Arrhythmie variieren die Schlagvolumina von Herzschlag zu Herzschlag. So entstehen unterschiedliche Blutdruck-

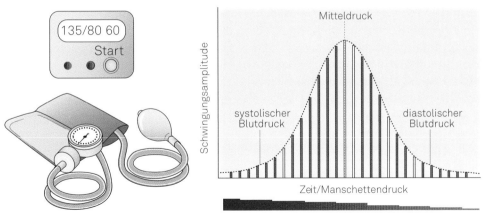

Abbildung 2–1: Schwingungsamplitude und Hüllkurve bei der oszillometrischen Blutdruckmessung.

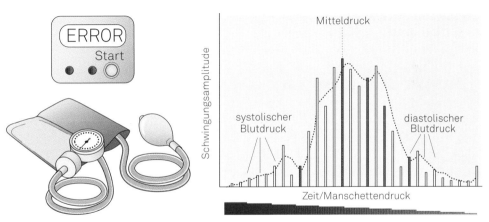

Abbildung 2–2: Schwingungsamplitude und Hüllkurve bei der oszillometrischen Blutdruckmessung bei Arrhythmie.

amplituden und entsprechend variierende Schwingungen der Arterien (Abbildung 2-1). Grundsätzlich ist die auskultatorische Messung genauer als die oszillometrische Messung. Der Algorithmus im Chip des Blutdruckmessgeräts kann manchmal keine oder nur eine falsche Hüllkurve um die Schwingungsmaxima legen und damit keine sicheren systolischen und diastolischen Blutdruckwerte ermitteln. Moderne Blutdruckmessgeräte gleichen jedoch die Variationen der Herz-

frequenz rechnerisch aus [46]. In einer Metaanalyse war der systolische Blutdruck daher bei Arrhythmie auch mit der oszillometrischen Methode ausreichend genau – der diastolische Blutdruck konnte hingegen weniger gut bestimmt werden.

Durchschnittlich sind die oszillometrisch gemessenen Werte bei Vorhofflimmern systolisch um 0,5 mmHg und diastolisch um 2,5 mmHg zu hoch. Trotzdem ist der Einsatz dieser Geräte aber auch beim Vorhofflimmern gerechtfertigt [45, 47,

48]: Viele Patienten mit Vorhofflimmern sind älter, viele leiden an einer systolischen Hypertonie, sodass diese Geräte für die Selbstblutdruckmessung durchaus verwendet werden können [49]. Zudem entfallen die potenziellen Fehler der auskultatorischen Messmethode durch den Untersucher [46, 50].

Blutdruckmessung am Oberarm, Handgelenk und Finger

Oberarmmessung

Eine Oberarmmessung liefert die zuverlässigsten Werte. Die Manschette muss vor dem Anlegen luftleer sein. Die korrekte Manschettengröße ist sowohl für die auskultatorische als auch die oszillometrische Blutdruckmessung sehr wichtig [51]. Die Normmanschetten sind 12–13 cm breit und 35 cm lang. Sie eignen sich für einen Armumfang von 24–32 cm. Bei einem größeren Armumfang muss eine breitere, bei einem kleineren Armumfang eine schmalere Manschette verwendet werden.

> **Merke**
>
> Das Anbringen einer zu kleinen Manschette, also z. B. einer Normmanschette bei einem Armumfang von 42 cm, ist der häufigste Fehler bei der Blutdruckmessung. Dies führt zu falsch hohen Blutdruckwerten.

Handgelenkmessung

In Ausnahmefällen kann ein validiertes oszillometrisches Handgelenkmessgerät verwendet werden, z. B. bei adipösen oder sehr alten Patienten oder für Messungen, bei denen der Patient sich nicht entkleiden möchte, z. B. während der Arbeit. Voraussetzung für eine Messung am Handgelenk ist, dass die A. radialis und die A. ulnaris durchgängig sind. Dies kann mittels Allen-Test geprüft werden. Einige Handgelenkmessgeräte müssen von dorsal, andere von ventral angelegt werden. Auch muss der obere Grenzwert des Handgelenkumfangs gemäß Herstellerangaben beachtet werden. Bei Handgelenkgeräten passt jedoch meist die standardmäßige Manschette. Ein Hauptfehler bei der Handgelenkmessung ist, dass die Manschette während der Messung nicht auf Herzhöhe gehalten wird. Bei falscher Positionierung, beispielsweise, wenn die Hand auf das Knie gelegt wird, ergeben sich zu hohe Blutdruckwerte. Entsprechend sollte der Patient instruiert und ihm demonstriert werden, wo bei der Messung die korrekte Herzhöhe erreicht wird. Die Hand mit dem Handgelenkmessgerät soll über die Brust auf die gegenseitige Schulter gelegt werden, die Finger liegen dabei auf dem Schultergelenk (Abbildung 2–3). Um eine richtige Handhabung zu gewährleisten und entsprechend zuverlässige Blutdruckmessungen zu erhalten, sollte man sich die Messtechnik in der Sprechstunde vorführen lassen. Gleichzeitig können so auch die Blutdruckwerte der Handgelenkmessung mit der Oberarmmessung des Praxisgeräts verglichen werden.

Fingermessung

Im Gegensatz zu den Handgelenkmessgeräten konnte noch kein Finger-Blutdruckmessgerät als zuverlässig eingestuft und validiert werden.

Gerätegenauigkeit und Validierung

Viele Geräte erreichen heute die von den Fachgesellschaften geforderten Standards. Das gilt auch für oszillometrische

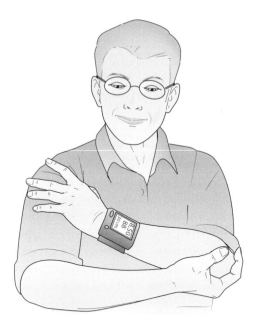

Abbildung 2–3: Korrekte Messung am Handgelenk.

Geräte [52]. Es sollten prinzipiell nur validierte Geräte verwendet werden, sei es für die Praxismessung, die 24-Stunden-Blutdruckmessung oder die Selbstmessung. Relevant für die EU und die Schweiz ist die CE-Zertifizierung. Neue Geräte dürfen nur mit diesem Verwaltungszeichen in den Handel gebracht werden. Die CE-Kennzeichnung sagt jedoch nichts über die Qualität, Genauigkeit und die fachliche Validierung eines Gerätes aus!

Folgende Organisationen haben Empfehlungen zur fachlichen Validierung von Blutdruckmessgeräten publiziert:

- Empfehlungen der European Society of Hypertension (ESH) für den Einsatz automatischer Geräte (www.eshonline.org/guidelines)
- Protokoll der British Hypertension Society (BHS) (dabl® Educational Trust Limited (http://www.dableducational.

org/index.html). Die Einteilung geht von Grad A bis D, wobei Geräte in Grad A und B klinisch brauchbar sind.
- Das Protokoll der Deutschen Hochdruckliga (DHL, http://www.hochdruckliga.de/) entspricht weitgehend den Protokollen der AAMI und der BHS (DHL gibt „Prüfsiegel", https://www.hochdruckliga.de/messgeraete-mit-pruefsiegel.html)
- In der Schweiz verfügbare validierte Blutdruckmessgeräte können auf der Webseite der Schweizerischen Gesellschaft für Hypertonie nachgeschlagen werden: http://www.swisshypertension.ch/devices_self.htm

2.1.2 Intraarterielle Blutdruckmessung

Bei der auskultatorischen und der oszillometrischen Messmethode wird indirekt auf den intraarteriellen Blutdruck in Herznähe geschlossen. Die direkte Messung über einen intraarteriellen Katheter wird vor allem bei Patienten auf Intensivstationen durchgeführt, bei denen der Blutdruck permanent überwacht werden muss. Bei einer Hypertonie ist diese invasive Blutdruckmessung die Ausnahme, z.B. bei Personen, deren Blutdruck weder auskultatorisch noch palpatorisch oder oszillometrisch verlässlich gemessen werden kann, bei denen die Blutdruckmessung aber entscheidende Konsequenzen hat. Auch bei Patienten mit einer malignen Hypertonie und einem Endorganschaden oder bei hypertensiven Blutdruckwerten mit drohendem Endorganschaden und nötiger intravenöser medikamentöser Therapie ist eine intraarterielle Messung der Blutdruckwerte sinnvoll.

2.1.3 Bestimmung des zentralen Blutdrucks mit Pulswellenanalyse

Der zentrale Blutdruck in den herznahen Gefäßen, d.h. in der Aorta, den Koronarien und den Hirngefäßen, kann sich von den peripher am Oberarm oder Handgelenk gemessenen Werten unterscheiden. Prognostisch ist der zentrale Blutdruck aussagekräftiger und korreliert besser mit dem kardiovaskulären Risiko: Ist er erhöht, steigt das Risiko tödlicher und nicht tödlicher Herz-Kreislauf-Erkrankungen, insbesondere das Risiko eines Schlaganfalls.

Pulswellengeschwindigkeit

Der zentrale Blutdruck in der Aorta kann indirekt geschätzt werden, indem man die Pulswellengeschwindigkeit an peripheren Arterien misst. Die Pulswelle entsteht durch die Kontraktion des Ventrikels und bewegt sich vom Herz in die arterielle Periphere fort. Die Pulswellengeschwindigkeit („pulse wave velocity") kann mit verschiedenen Geräten nicht invasiv gemessen werden. Bestimmt wird dabei die Zeitdifferenz zwischen der Ankunft der Pulswelle an den Karotiden oder den Femoralarterien einerseits und der Ankunft der Pulswelle an der A. radialis andererseits. Alternativ kann man auch die Zeit messen, die vom Q-Komplex im EKG bis zum Eintreffen der Pulswelle an der Oberarmarterie vergeht. Am Oberarm kann man dazu eine Blutdruckmanschette mit eingebauten Sensoren, z. B. eines 24-Stunden-Blutdruckmessgerätes, verwenden. Diese Methode ist allerdings nicht so genau.

> **Merke**
>
> Aktuell hat die Messung der Pulswellengeschwindigkeit in der täglichen Routine noch eine geringe Bedeutung.

Altersabhängigkeit

Je elastischer die Wände der großen arteriellen Gefäße sind, desto eher dehnen sie sich während der Systole aus (Windkesselfunktion). Dies trifft auf junge gesunde Personen zu. Dagegen sind die Gefäße bei älteren Personen steifer und dehnen sich weniger aus. Bei älteren Personen breitet sich die Pulswelle daher schneller aus als bei jungen Personen. Die vom Herzen ausgehende Druckwelle wird von der arteriellen Peripherie reflektiert. Die reflektierte Welle erreicht die herznahen Gefäße bei jungen Personen während der Diastole, bei älteren Personen bereits während der Systole. Damit ist die Amplitude der Pulswelle während der Systole bei älteren Menschen höher als bei jüngeren, während der Diastole hingegen niedriger (Abbildung 2–4).

Die Zunahme des systolischen Blutdrucks in der Aorta durch eine frühe und stärkere Reflexion der Pulswelle entspricht dem Augmentationsdruck. Die Steifigkeit der Arterien und der Verlust der Windkesselfunktion der großen herznahen Gefäße erhöhen den Augmentationsdruck (Abbildung 2–5).

Weitere Einflussfaktoren

Hypertonie, endotheliale Funktion, Alter, Geschlecht, peripherer Widerstand, linksventrikuläre Funktion, Herzfrequenz und klassische Herz-Kreislauf-Risikofaktoren können die Gefäßsteifigkeit erhöhen. Die

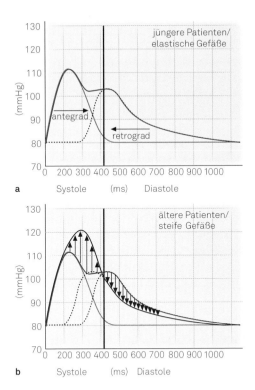

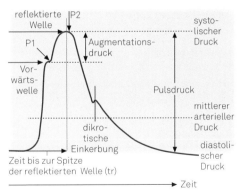

Abbildung 2–5: Zentrale Pulswelle in einer steifen Aorta (Schema). P1 kennzeichnet eine erste systolische, P2 eine zweite systolische Einkerbung. Der Augmentationsdruck ist der systolische Druckanstieg durch die reflektierte Welle, der Augmentationsindex ist der Anteil des Augmentationsdrucks am Pulsdruck [53].

Abbildung 2–4: Antegrade und retrograde Pulswelle (Schema). **a** Junge gesunde Personen: Die reflektierte Welle trifft während der Diastole auf das Herz. **b** Bei älteren Patienten mit steiferen Arterien trifft die Welle während der Systole ein, damit erhöht sich der Afterload und während der Diastole vermindert sich die Myokardperfusion [53].

erhöhte Gefäßsteifigkeit ist Ausdruck einer manchmal vorzeitigen Alterung der Gefäße. Sie ist ein unabhängiger prognostischer Marker für eine erhöhte kardiovaskuläre Morbidität und Mortalität [54].

2.2 Ambulante Blutdruckmessung

Der Verdacht auf eine Hypertonie ergibt sich in der Regel bei einer Praxismessung. Jedoch kann die ambulante Messung in der Praxis nur punktuell Informationen über den Blutdruck liefern. Die Selbstmessung zu Hause durch den Patienten oder die ambulante 24-Stunden-Blutdruckmessung hingegen geben Auskunft über den Blutdruck unter eher alltäglichen Bedingungen und sind als komplementär zu beurteilen [2]. Daher sollte die Diagnose einer Hypertonie mit einer 24-Stunden-Blutdruckmessung verifiziert werden. Dabei wird auch der Nachtblutdruck bestimmt, während die Selbstmessung Blutdruckwerte über mehrere Tage ermittelt und besonders der Beobachtung des Verlaufs dient. Zudem kann sie wichtige Informationen hinsichtlich der Compliance liefern.

2.2.1 Blutdruckmessung in der Praxis

Grundsätzlich ist es einfach, den Blutdruck zu messen. Das kann jedoch dazu verleiten, Blutdruckwerte nicht zu hinterfragen. Zudem können Hektik oder Ungenauigkeiten zu Fehlern führen und unzuverlässige Blutdruckwerte liefern. Die Blutdruckmessung sollte deshalb immer unter den gleichen, standardisierten Bedingungen durchgeführt und die in Kap. 2.1.1 genannten Aspekte berücksichtigt werden.

Korrekte Blutdruckmessung

Um fehlerhafte Messungen zu vermeiden, empfiehlt die ESC in ihren Leitlinien, die folgenden Aspekte zu berücksichtigen.

Vorbereitung

Der Patient sollte während mindestens 30 Minuten vor der Blutdruckmessung keinen Kaffee trinken und nicht rauchen, keinen Sport treiben oder sich körperlich anstrengen. Direkt vor der Blutdruckmessung sollten der Patient mindestens 5 Minuten ruhig und ohne Stimulation sitzen. Der Stuhl sollte bequem sein und idealerweise eine Rückenlehne haben. Die Beine sollten entspannt und nicht überkreuzt auf den Boden gestellt werden. Bei der Messung am Oberarm empfiehlt es sich, ihn gleich zu Beginn der Ruhephase von beengenden Kleidern freizumachen. Das Hochkrempeln von Kleidern zu Beginn der Blutdruckmessung kann eine Weckreaktion (Arousal-Reaktion) provozieren und damit den Blutdruck erhöhen.

Durchführung der Messung

Die Manschette soll 2–3 cm proximal der Ellenbeuge angelegt werden (Herzhöhe) und während der Messung auf Herzhöhe gehalten werden. Der Blutdruck soll im Abstand von 2 Minuten zweimal gemessen werden. Beide Messungen werden protokolliert und der Mittelwert ausgerechnet. Eine Einzelmessung ist in der Regel ungenügend. Beträgt die Abweichung zwischen erster und zweiter Messung mehr als 5 mmHg, sind zusätzliche Messungen erforderlich. Bei der Blutdruckmessung sollte immer auch die Ruhe-Herzfrequenz bestimmt und protokolliert werden, da sie eine unabhängige Information über das kardiovaskuläre Risiko liefern kann [55, 56].

> **Merke**
>
> **Wichtigste Aspekte der Praxisblutdruckmessung**
> - Ruhephase des Patienten (sitzen) 3–5 Minuten vor der Messung
> - mindestens 3 Manschettengrößen für verschiedene Armdicken verwenden (Standardgröße = 12–13 cm breit für einen Armumfang von 24–32 cm)
> - Manschette während der Messung auf Herzhöhe positionieren
> - mindestens 2 Blutdruckmessungen in sitzender Position mit 1–2 Minuten Pause
>   - zusätzliche Messungen, wenn die beiden Messwerte mehr als 5 mm differieren
>   - der Durchschnittswert gilt
> - bei Erstkonsultation Bestimmung des Blutdrucks an beiden Armen
>   - Referenz ist der Arm mit dem höheren Blutdruck
>   - bei hohen Differenzen ggf. zugrunde liegende Veränderungen überprüfen
> - bei Arrhythmie (z.B. Vorhofflimmern) wiederholte Messungen durchführen
> - bei Erstkonsultation Blutdruckmessung 1 und 3 Minuten nach dem Aufstehen (Wiederholen bei Orthostaseprädisponierten Patienten im Verlauf, z.B. ältere Patienten, Diabetiker)

Beurteilung der Messung

Verschiedene Faktoren beeinflussen den aktuellen Blutdruckwert. Neben der natürlichen Blutdruckvariabilität können auch Weck-, Abwehr- und Alarmreaktionen den Blutdruck erhöhen. Dies kann zu einer sog. Weißkittelhypertonie führen. Auch ungenügende Ruhezeit, Schlafdefizit oder ein postprandialer Zustand beeinflussen den Blutdruck. Neben der Höhe des Blutdrucks wird zunehmend auch die Blutdruckvariabilität beachtet – denn eine starke Schwankung der Blutdruckwerte ist mit einem stark erhöhten Stroke-Risiko vergesellschaftet [57].

Mögliche Fehler

Häufige mögliche Fehlerquellen, die zu falschen Blutdruckwerten führen können, sind:
- zu wenig Zeit und Ruhe vor der Blutdruckmessung
- Sprechen während des Messvorgangs (Arzt oder Patient)
- ungenügende Anzahl Messungen
- Festhalten falscher Werte (Präferenz für runde Zahlen, falsche Errechnung der Durchschnittswerte)
- falsche Manschetten-Arm-Relation
- falsche Manschettenposition
- bei auskultatorischer Messung: zu schnelle Deflation der Manschette ergibt zu niedrige Werte

2.2.2 Blutdruckselbstmessung zu Hause

Indikationen

Mit der Blutdruckselbstmessung kann der Blutdruck in der normalen Umgebung des Patienten über längere Zeit beobachtet werden. Die häusliche Messung korreliert besser mit Endorganschäden und kardiovaskulären Ereignissen als die Praxismessungen [2, 58].

Vorbereitung und Durchführung

Die Aussagekraft der Heimblutdruckmessung hängt ebenfalls von der Qualität der Messung ab. Insofern ist eine Instruktion des Patienten essenziell. Daher sollte man dem Patienten nicht nur erklären und zeigen, wie die Messungen durchzuführen sind, vielmehr sollte er die Messung nach der Instruktion vorführen. Auch später – anlässlich weiterer Blutdruckkontrollen – sollte die Technik noch einmal überprüft werden. Manchmal benötigen Patienten Hilfe von anderen Familienmitgliedern. Falls Angehörige die Blutdruckmessung vornehmen, sollten auch diese geschult werden.

Bei der Heimblutdruckmessung sind generell die gleichen Punkte zu beachten wie bei der Praxismessung:
- Der Patient sollte bequem sitzen und mindestens 5 Minuten ruhen, bevor er die Messung startet. Er sollte allein ohne viele „Zuschauer" sein und nicht durch Fernsehen, Radio und Haustiere abgelenkt werden.
- Die Manschette sollte sich in Herzhöhe befinden. Bei einer Oberarmmessung kann der Patient den Arm also auf den Tisch, bei der Handgelenkmessung die Hand auf die gegenüberliegende Schulter legen.
- Die Messung sollte am Arm mit den jeweils höheren Blutdruckwerten durchgeführt werden.
- Zwischen Einzelmessungen soll mindestens 1–2 Minuten gewartet werden.

Es sollten nur validierte Geräte benutzt werden (Kap. 2.1.1). Besonders geeignet sind Geräte, die Blutdruckwerte zur Dokumentation speichern, da man damit die Selbstmessungen mittels Heimgerät mit denen des Praxisblutdruckmessgeräts vergleichen kann.

Frequenz und Dokumentation der Blutdruckselbstmessungen

Wird die Blutdruckselbstmessung zur Diagnose oder zur Überwachung eines Therapiewechsels eingesetzt, sollte der Blutdruck mindestens 3-4-mal täglich an 7 aufeinanderfolgenden Tagen gemessen werden. Später kann die Selbstmessung stark reduziert werden und ist bei einem gut eingestellten Blutdruck nicht täglich nötig. Im Verlauf genügen bei guter Einstellung sporadische Blutdruckmessungen. Ist eine intensive Überwachung erforderlich, kann die Blutdruckmessung im Schachbrettmuster, wie über Tageszeit und Wochentage, verteilt werden (Tabelle 2–1). Bei ängstlichen Patienten jedoch können Blutdruckselbstmessungen kontraindiziert sein [2].

Die Patienten dokumentieren ihre Messwerte überwiegend verlässlich [59]. Auch bei einem Gerät mit elektronischem Speicher ist eine Dokumentation auf Papier empfehlenswert, da das Gerät oft durch verschiedene Personen verwendet wird. Zudem ist ein situatives „Aktivitätsprotokoll" hilfreich, bei dem Besonderheiten des Tagesablaufs oder Symptome des Patienten eingetragen werden. Die Patienten sollten des Weiteren klare Anweisungen erhalten, wie sie sich bei zu hohen oder zu niedrigen Messwerten verhalten sollen.

Beurteilung der Messung

Im Vergleich zu Messungen in der Praxis liegen Blutdruckselbstmessungen im Durchschnitt systolisch 7 mmHg und diastolisch 4 mmHg niedriger. Aktuell werden in der Blutdruckselbstmessung zu Hause Werte ≥ 135/≥ 85 mmHg zur Definition einer arteriellen Hypertonie angegeben [2].

Definition

Grenzwert zur Diagnose einer arteriellen Hypertonie bei einer Blutdruckselbstmessung zu Hause [2]
Von einer Hypertonie spricht man bei einer Blutdruckselbstmessung zu Hause, wenn Werte von 135/85 mmHg oder darüber vorliegen.

Tabelle 2–1: Beispiel eines Schachbrettmusters.

Tage	Morgens	Mittags	Abends	Nachts
Tag 1	187/90 mmHg			
Tag 2		161/76 mmHg		
Tag 3			134/77 mmHg	
Tag 4				129/72 mmHg
Tag 5	178/92 mmHg			

2.2.3 Ambulante 24-Stunden-Blutdruckmessung

Indikationen

Nimmt man die 24-Stunden-Blutdruckmessung als Referenz, ergeben Praxis- und Heimblutdruckmessungen zu häufig die Diagnose einer Hypertonie. Mit der ambulanten 24-Stunden-Blutdruckmessung lässt sich eine arterielle Hypertonie verifizieren und insbesondere eine Weißkittelhypertonie ausschließen. Es wird heute empfohlen – sofern möglich – vor dem Beginn einer lebenslangen antihypertensiven Behandlung zuerst eine 24-Stunden-Blutdruckmessung zu veranlassen [60].

Auch bei Patienten unter antihypertensiver Therapie korrelieren die 24-Stunden-Blutdruckwerte besser als andere Methoden mit dem Risiko eines kardiovaskulären Ereignisses [61]. Zudem identifiziert die 24-Stunden-Blutdruckmessung bedeutend mehr Therapie-Responder als die Blutdruckmessung in der Praxis [62]. Und schließlich korrelieren auch Endorganschäden, Morbidität, Mortalität und Prognose besser mit den Werten der ambulanten 24-Stunden-Blutdruckmessung als mit denen der Praxismessung [63]. Tabelle 2–2 listet die Indikationen für die 24-Stunden-Blutdruckmessung auf.

Möglicherweise ist vor allem die Höhe des Nachtblutdrucks ein wichtiger prognostischer Faktor und noch aussagekräftiger als der Mittelwert der 24-Stunden-Blutdruckmessung [64]. Normalerweise fällt der Blutdruck nachts um mindestens 10 % ab. Dieses physiologische Absinken des Blutdrucks wird als **Dipping** bezeichnet (Blutdruck nachts/Blutdruck tagsüber = < 0,9). Fehlt die nächtliche Blutdruck-senkung, ist das kardiovaskuläres Risiko erhöht. In einer Untersuchung war der nächtliche systolische Blutdruck ein stärkerer Prädiktor für das kardiovaskuläre Risiko als der tagsüber gemessene systolische Blutdruck [64]. Findet sich eine zu geringe Senkung des Nachtblutdrucks, was auch als **Non-Dipping** bezeichnet wird, kommen differenzialdiagnostisch mehrere Ursachen infrage:

- gestörter oder schlechter Schlaf (auch durch die 24-Stunden-Blutdruckmessung möglich!)
- Schlafapnoe
- Adipositas
- Salzsensitivität
- chronische Nierenerkrankung
- diabetische Neuropathie oder andere Form der autonomen Neuropathie
- Alkohol- und Drogenkonsum
- COPD und Husten
- psychiatrische Erkrankungen
- Alter
- sekundäre Hypertonieformen

Vorbereitung

Anlegen des Gerätes

Idealerweise wird das Gerät morgens zwischen 07:00 und 09:00 Uhr angelegt. Zu diesem Zeitpunkt nimmt der Patient auch die Medikamente ein, ggf. unter direkter Beobachtung (s. a. Kap. 5.2). Die Messdauer sollte etwa 24–25 Stunden betragen. Für das An- und Abnehmen des Geräts werden etwa 10–15 Minuten eingeplant. Vor der 24-Stunden-Blutdruckmessung wird der Blutdruck an beiden Armen konventionell gemessen. Unterscheidet sich der erste Messwert um mehr als 5 mmHg vom parallel manuell gemessenen Druck, sollte die 24-Stunden-Blutdruckmanschette noch einmal besser angelegt werden. Auch

Tabelle 2–2: Indikationen für 24-Stunden-Blutdruckmessung gemäß European Society of Hypertension [3].

Gruppe	Details
Weißkittelphänomen	• bei nicht behandelten Personen • bei behandelten Personen • pseudoresistente Hypertonie wegen Weißkitteleffekt
vermutete oder dokumentierte maskierte Hypertonie	• bei nicht behandelten Personen • bei behandelten Personen
abnorme Blutdrucktagesprofile	• Hypertonie tagsüber („daytime hypertension") • postprandiale Hypotonie/Dipping • nächtliche Hypertonie • isolierte nächtliche Hypertonie
Beurteilung der Therapie	• 24-Stunden-Kontrolle • Identifizierung wirklich therapieresistenter

zusätzliche Indikationen	• morgendliche Hypertonie, Ansteigen (Surge) des Blutdrucks einige Stunden vor dem Aufwachen
	• Schlafapnoe
	• erhöhte Blutdruckvariabilität
	• Beurteilung des Blutdrucks bei
	  – Kindern und Jugendlichen
	  – Schwangeren
	  – älteren Personen
	  – Hochrisiko-Patienten
	  – Diabetes
	  – Verdacht auf Hypotonie
	  – Parkinson-Krankheit
	  – jeglicher Form von autonomer Neuropathie
	  – Schnarchen oder Verdacht auf (obstruktives) Schlafapnoesyndrom
	  – endokriner Hypertonie

bei der 24-Stunden-Blutdruckmessung sollte auf die auf richtige Manschettengröße geachtet werden. Für die ambulante Messung wird das Gerät in der Regel am nicht dominanten Arm angelegt. Findet sich jedoch eine Differenz von mehr als 10 mmHg systolisch zwischen den beiden Armen, sollte die Messung am Arm mit dem höheren Blutdruck durchgeführt werden, auch wenn es der dominante Arm ist.

Instruktion des Patienten

Wichtig ist zudem eine sorgfältige Erklärung des Messablaufs. Der Patient sollte die Funktion der Geräte und die Messfrequenz verstehen. Er muss wissen, wie er bei Bedarf die Luft in der Manschette von Hand ablassen kann. Des Weiteren sollte er das Gerät nach frühestens 24 Stunden korrekt ablegen können und wissen, wohin er es nach der Messperiode zurückbringen kann (z. B. in die Sprechstunde zurück). Der Patient sollte zudem instruiert werden, seinen gewohnten Tagesablauf beizubehalten und die Tagesereignisse, Medikamenteneinnahme, Essen, körperliche Aktivität, Ruhe- und Schlafzeiten zu protokollieren. Sobald die Messung einsetzt, sollte er eine Ruheposition einnehmen, keine Bewegungen durchführen und auch nicht sprechen. Auch sollte dem Patienten erklärt werden, wie Fehlmessungen zustande kommen, z. B. bei unregelmäßigem Puls oder bei einer Tätigkeit, die nicht gestoppt werden kann (z. B. die Straße überqueren). Der Patient muss Hygieneregeln beachten und darf während des Tragens des Gerätes nicht duschen. Oft lohnt es sich, die Instruktionen auch schriftlich mitzugeben sowie eine Kontakttelefonnummer, wo er sich im Fall eines Problems melden kann.

Durchführung

Bezüglich der Messfrequenz empfehlen die ESH-Leitlinien aktuell ein Intervall von 15 Minuten [2]. Vor allem bei Patienten mit sehr hohen Blutdruckwerten kann dies jedoch zu belastend sein. Dann kann die Messung auch alle 20 oder sogar 30 Minuten geplant werden. Falls sich der Patient sehr gestört fühlt, kann die Frequenz vor allem bei einer Nachuntersuchung oder einer spezifischen Fragestellung noch seltener gewählt werden.

Während der Messung selbst sollte sich die Manschette auf Herzhöhe befinden. Dabei ist es am besten, den Arm einfach hängen zu lassen. Dies sollte, wie auch schon bei der Selbstmessung erwähnt, dem Patienten gezeigt werden. Vor allem bei Patienten mit schwerer Hypertonie

kann es zu Druckerscheinungen und Schmerzen durch die auf maximalen Druck aufgeblasene Manschette am Oberarm kommen. Die Schmerzen wiederum führen zu überhöhten Blutdruckwerten. Dies kann durch eine korrekte Instruktion vermindert werden. Das Blutdruckgerät sollte auch während der Nacht nicht abgelegt werden. Bei allzu „neugierigen" Patienten sollte das Display am ABPM-Messgerät deaktiviert werden, weil die Beobachtung der Werte während des Messvorgangs blutdrucksteigernd wirkt und damit die Messung verfälscht.

Beurteilung der Messung

Für die 24-Stunden-Blutdruckmessung gelten die nachfolgend angegebenen Grenzwerte.

Definition

Definierte Grenzwerte (Mittelwerte) zur Diagnose einer arteriellen Hypertonie in der ambulanten 24-Stunden-Blutdruckmessung [2, 4, 65]
- **Tag + Nacht:** < 130 mmHg und/oder 80 mmHg
- **Tag (wach):** < 135 mmHg und/oder 85 mmHg
- **Nacht (Schlaf):** < 120 mmHg und/oder 70 mmHg
- **Dipping-Profil:** Nachtabfall > 10–15 % Tagesmittelwert

In der 24-Stunden-Blutdruckmessung werden neben Tages- und Nachtblutdruck auch die Herzfrequenz und der Pulsdruck aufgezeichnet. Die ermittelten Werte sind:
- gemittelter systolischer und diastolischer Tages- oder Wachblutdruck mit Abweichungen

- gemittelter systolischer und diastolischer Nacht- oder Schlafblutdruck mit Abweichungen
- gemittelter systolischer und diastolischer 24-Stunden-Blutdruck und Herzfrequenz mit Abweichungen
- niedrigster und höchster Tages- und Nachtblutdruck
- gemittelter 24-Stunden-Pulsdruck
- nächtlicher Blutdruckabfall (Dipping versus Non-Dipping)

Bei der Rückgabe sollte das Aktivitätsprotokoll mit dem Patienten kurz durchgegangen werden, solange sich der Patient noch an besondere Ereignisse erinnern kann. So können eventuelle Spitzenwerte einem bestimmten Ereignis zugeordnet werden [66]. Damit die 24-Stunden-Messung verwertet werden kann, sollten mindestens 70 % der programmierten Messungen korrekt durchgeführt worden sein. Fehlerhafte Messungen entstehen durch schlechte Ableitung, Rhythmusstörungen, kleines Pulsvolumen oder technische Probleme. Es sollten nur physiologische Messungen editiert werden. Beispiele von 24-Stunden-Blutdruckprofilen sind in Abbildung 2–6 dargestellt.

2.3 Diagnostische Schritte bei der Erstkonsultation

Werden erhöhte Blutdruckwerte bei einem Patienten nachgewiesen, stellen sich 5 grundsätzliche Fragen, die das weitere Prozedere bestimmen (Tabelle 2–3). Anamnese, klinische und laborchemische Untersuchungen helfen bei der Beantwortung dieser Fragen.

Tabelle 2–3: Grundsätzliche Fragen zur Abklärung einer Hypertonie.

Frage	Prozedere zur Beantwortung
Ist der Blutdruck permanent erhöht?	Diagnose bestätigen durch • wiederholte Blutdruckmessungen in der Praxis • Blutdruck-Selbstmessung im häuslichen Setting • 24-Stunden-Blutdruckmessung
Besteht ein Endorganschaden?	Screening für Endorganschäden
Wie hoch ist das kardiovaskuläre Gesamtrisiko?	• Suche nach zusätzlichen kardiovaskulären Risikofaktoren • Suche nach kardiovaskulären Begleiterkrankungen • Berechnen des kardiovaskulären Gesamtrisikos
Besteht eine sekundäre Hypertonie?	Screening oder aktives Suchen einer sekundären Hypertonie
Bestehen Komorbiditäten bzw. zusätzliche Morbiditäten?	• Krankheiten suchen, deren Therapie mit einer Hypertonie interferiert • individuelle Faktoren bestimmen, die das Abklärungsprozedere und die Abklärungsgeschwindigkeit beeinflussen • individuelles und angepasstes Behandlungskonzept entwickeln und Prioritäten setzen

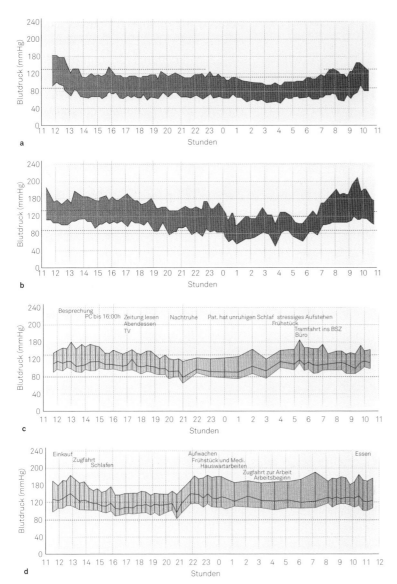

Abbildung 2–6: Beispiele von 24-Stunden-Blutdruckprofilen [67, 68]. **a** Normaler Blutdruck mit Weiß-kittelkomponente. Am Anfang und am Ende der Blutdruckaufzeichnung (während des Arztkontakts) steigt der Blutdruck. Klinisch wird ein Blutdruck von 160/100 mmHg gemessen. **b** Maskierte Hypertonie bei einem Busfahrer, bei dem der Blutdruck während der Arbeitszeit ansteigt und in der Nacht erhöht ist. Der klinische Blutdruck liegt bei 138/88 mmHg. **c** Tages-Hypertonie mit erhaltenem nächtlichem Blutdruckabfall. Maximaler Blutdruck am Morgen auf dem Arbeitsweg (166/114 mmHg). Vereinzelte Blutdruckspitzen lassen sich spezifischen Aktivitäten zuordnen. Relativ hohe Herzfrequenz am Tag (Mittelwert 87/min) und auch in der Nacht (81/min). Auffallende Schlafzeiten (21:00h–04:00h). **d** Hyper-tonie mit einem Blutdruck von durchschnittlich 166/106 mmHg (Wachperiode 177/112 mmHg) und Blutdruckspitzen bis 197/122 mmHg ohne adäquates Korrelat im Tagebuch. Das nächtliche Dipping ist adäquat bei jedoch insgesamt hohem Niveau (147/97 mmHg). Der Patient arbeitet im Schichtbetrieb, bei der aktuellen Messung hat er tagsüber geschlafen und nachts gearbeitet.

2.3.1 Anamnese

Essenziell für die Abklärung erhöhter Blutdruckwerte, das Erkennen der zugrunde liegenden Hypertonieform und die rechtzeitige Prävention oder frühzeitige Behandlung von Endorganschäden ist die Anamnese. Bei der Erstkonsultation stehen daher spezifische Fragen zum Blutdruck im Vordergrund, es sollte aber auch eine komplette internistische Anamnese inkl. Familienanamnese erhoben werden. Zudem sollten die früheren Blutdruckwerte erfragt werden. Waren die erhöht, sollte man nach einer bereits etablierten Therapie fragen. Auch bietet die Anamnese die Möglichkeit, die Compliance des Patienten einzuschätzen – beispielsweise, wenn er eine Therapie von sich aus beendet hatte. Des Weiteren sollte nach Risikofaktoren gefragt werden. Tabelle 2–4 listet die wichtigsten Fragen auf, die in einem Erstgespräch erhoben werden sollten.

Tabelle 2–4: Wichtige anamnestische Informationen zur Beurteilung und Abklärung einer arteriellen Hypertonie.

Thema	Fragen
früherer Blutdruck	• Waren die Blutdruckwerte zuvor normal? • Wann wurden erstmals erhöhte Blutdruckwerte gemessen?
frühere Therapie	• Welche Medikamente wurden bereits eingesetzt? Mit welchem Erfolg? • Sind Nebenwirkungen aufgetreten? Welche und wie stark?
Medikamenten-Compliance	• Nehmen Sie die Ihnen verordneten Medikamente ein? • Vergessen Sie hin und wieder, Medikamente einzunehmen? • Haben Sie Abneigungen gegen bestimmte Medikamente?
Risikofaktoren	• Sind weitere Risikofaktoren bekannt wie eine Blutzuckererkrankung, erhöhte Fettwerte (ein erhöhtes Cholesterin) oder eine Erkrankung in der Familie? Wurden diese kontrolliert? • Besteht eine Therapie?
Faktoren, die den Blutdruck beeinflussen	• Welche Medikamente nehmen Sie derzeit ein? • Nehmen Sie Medikamente ein, die nicht verschreibungspflichtig sind (z. B. NSAR, Ovulationshemmer, Nasentropfen)? • Wie viel wiegen Sie? • Rauchen Sie? • Trinken Sie Alkohol? Wie viel? • Nehmen Sie Kokain?
Lifestyle	• Treiben Sie Sport? Wie viel bewegen Sie sich am Tag? • Schnarchen Sie?

2.3.2 Wichtigste klinische und laborchemische Untersuchungen

Blutdruckmessung

Seitendifferenz

Bei der Erstuntersuchung sollte der Blutdruck immer an beiden Armen gemessen werden. Sind die Werte unterschiedlich, wird der höhere Druck gewertet. Oft kommen Seitendifferenzen nicht durch einen tatsächlich unterschiedlichen Blutdruck auf beiden Seiten zustande, sondern dadurch, dass die Blutdruckwerte im Verlauf des Messvorgangs sinken. Deshalb sollte man bei der Nachkontrolle und Bestätigung der Seitendifferenz mit der Messung am jeweils anderen Arm beginnen.

Ursachen ausgeprägter Unterschiede sind z. B. eine Aortendissektion, ein angeborener Herzfehler, eine Subklavia- oder Aortenisthmusstenose, eine periphere arterielle Verschlusskrankheit, ein Zustand nach Stroke oder eine periphere neurologische Störung.

Doch auch ohne solche Störungen liegt häufig eine Seitendifferenz des Blutdrucks vor. Bei **Herzgesunden** betrug sie in einer Untersuchung durchschnittlich 6 mmHg systolisch und 5 mmHg diastolisch, wobei als einziger Prädiktor das Alter nachgewiesen werden konnte [69]. Etwas häufiger war der Blutdruck rechts höher. Eine Seitendifferenz von mehr als 10 mmHg gilt zwar als pathologisch; 3,5 % der Untersuchten wiesen jedoch eine Seitendifferenz von mehr als 10 mmHg systolisch und mehr als 20 mmHg diastolisch auf – ganz ohne Erkrankung [69].

Erfassen einer Orthostase

Des Weiteren sollte der Blutdruck im Stehen gemessen werden, um eine mögliche Orthostase zu erfassen. Von einer Orthostase spricht man, wenn es nach 3 Minuten Stehen zu einem Blutdruckabfall von mehr als 20 mmHg systolisch oder mehr als 10 mmHg diastolisch kommt. Besonders bei älteren Patienten, Diabetikern, Patienten mit autonomer Neuropathie, mit Parkinson und Patienten, die zu Orthostase-Symptomen neigen, sollte der Blutdruck auch im späteren Verlauf gelegentlich im Stehen gemessen werden.

> **Definition**
>
> **Orthostatische Hypertonie (nach [2])**
> Nach 3 Minuten Stehen fällt der systolische Blutdruck um mehr als 20 mmHg oder der diastolische Blutdruck um mehr als 10 mmHg.

Körperliche Untersuchung

Nach der Blutdruckmessung und der Anamnese ist die körperliche Untersuchung ein weiterer wichtiger Pfeiler in der Abklärung einer arteriellen Hypertonie. Sie kann wichtige Informationen zu Risikofaktoren, Komorbiditäten und Endorganschäden liefern. Dabei sollten in der klinischen Untersuchung die in Tabelle 2–5 genannten Punkte untersucht werden.

Laborchemische Untersuchungen

Im Rahmen der Erstkonsultation sollten zudem laborchemische Untersuchungen durchgeführt werden (Tabelle 2–6). Der Patient sollte dazu, wenn möglich, nüchtern sein [2].

Tabelle 2–5: Fokus der körperlichen Untersuchung bei Patienten mit arterieller Hypertonie.

Region	Details
allgemein	• Gewicht, Größe → Body Mass Index • Bauchumfang → Grenzwert bei Männern > 102 cm, bei Frauen > 88 cm
Kopf und Hals	• Schilddrüsenpalpation • Palpation und Auskultation der Karotiden • Messung des Halsumfangs (bei > 43 cm bei Männern und > 39 cm bei Frauen → erhöhtes Risiko für Schlafapnoe)
Augenfundus	• Untersuchung durch Ophthalmologen
Herz und Thorax	• Puls, Rhythmus • Volumenstatus, hepatojugulärer Reflux • Auskultation Herz: Herztöne, Herzgeräusche • Auskultation Lungen: Stauungsgeräusch, Bronchospasmus
Abdomen	• abnormale aortale Pulsation (Palpation), Auskultation • Nierenarterien: Auskultation (Strömungsgeräusche)
Extremitäten	• periphere Pulse • Strömungsgeräusche • Ödeme • Temperatur • Hauttrophik

Tabelle 2–6: Empfohlene laborchemische Untersuchung im Rahmen einer Erstkonsultation bei Patienten mit arterieller Hypertonie (nach [2]).

Untersuchung	Frage nach
Hämoglobin und/oder Hämatokrit	Polycythaemia vera? Erythropoetin?
Nüchternglukose, HbA_{1C}	Diabetes mellitus?
Lipidstatus (Gesamtcholesterin, HDL, Triglyzeride, LDL)	Dyslipidämie?
Serumkalium, Serumnatrium	Diuretika? Hyperaldosteronismus?
Serumharnsäure	bei Hypertonie oft erhöht im Rahmen des metabolischen Syndroms
Serumkreatinin, glomeruläre Filtrationsrate	Niereninsuffizienz? Nierenveränderung?
Urinstatus/sediment, mikroskopische Untersuchung, Proteinurie mittels Streifentest, Mikroalbuminurie	Mikroalbuminurie? Proteinurie? Glomeruläre Erythrozyten? Nierenveränderung?

Weitere Untersuchungen

Bei Verdacht auf eine sekundäre Hypertonie oder bei der Suche nach Schäden in
der renalen und peripher arteriellen Zir-
kulation können weitere Untersuchen indiziert sein. Dies wird im Kap. 3.4 zur sekundären Hypertonie erörtert.

3 Hypertonieformen

Die Blutdruckmessungen in der Praxis und in der Selbstmessung oder 24-Stunden-Blutdruckmessung können divergieren. Daraus ergeben sich 4 Kombinationsmöglichkeiten und die daraus abzuleitenden Diagnosen (Tabelle 3-1).

Bei der Hypertonie handelt es sich meist um eine essenzielle arterielle Hypertonie, die auch als idiopathische oder primäre Hypertonie bezeichnet wird [2]. Für den langfristigen Therapieerfolg und insbesondere zur Prävention von Folge- und Endorganschäden ist es jedoch wichtig, die verschiedenen Formen der Hypertonie zu unterscheiden, da diese die Therapie bestimmen.

3.1 Maskierte Hypertonie

Ist der Blutdruck während der Messung in der Praxis normal, d.h. ≤ 140/90 mmHg (Kap. 1.1), jedoch außerhalb der Praxis erhöht, spricht man von einer maskierten Hypertonie. Für die Diagnose ist die 24-Stunden-Blutdruckmessung vorzuziehen, da sie die nächtlichen Blutdruckwerte berücksichtigt. Eventuell können die entsprechenden Grenzwerte für eine ambulante Messung der Tagesdurchschnittswerte (≥ 135/85 mmHg) oder der nächtlichen Blutdruckwerte (≥ 120/70 mmHg) herangezogen werden [70]. Die ambulante Messung sollte nach 3–6 Monaten wiederholt werden.

Definition

Maskierte Hypertonie
- normale Werte in der Praxis-Blutdruckmessung → ≤ 140/90 mmHg
- erhöhte Tag- und Nachtblutdruckwerte in der 24-Stunden-Blutdruckmessung → ≥ 130/80 mmHg

Tabelle 3–1: Mögliche Kombinationen von unterschiedlichen Blutdruckwerten ermittelt durch verschiedene Methoden und resultierende Diagnosen.

		Selbstmessung oder 24-Stunden-Blutdruckmessung	
		Blutdruck erhöht	**Blutdruck normal**
Praxismessung	**Blutdruck erhöht**	Hypertonie	Weißkittelhypertonie
	Blutdruck normal	maskierte Hypertonie	keine Hypertonie

Die Prävalenz der maskierten Hypertonie beträgt rund 13 % [2]. Gehäuft findet sie sich bei jüngeren Personen, Männern, Rauchern, bei Alkoholkonsum, körperlicher Aktivität und beruflichem Stress, ebenso bei Adipositas und Diabetes [71]. Bei maskierter Hypertonie ist das kardiovaskuläre Risiko signifikant höher als bei Normotonie [72]. Allerdings wird die maskierte Hypertonie oft nicht diagnostiziert, da ja die Blutdruckwerte in der Praxis normal sind. Steht aber die Diagnose, sollte eine Therapie diskutiert werden, denn das Risiko ist fast genauso hoch wie bei einer definitiven Hypertonie [71, 72].

Definition

Weißkittelhypertonie

- erhöhte Werte in der Praxis-Blutdruckmessung anlässlich > 3 Konsultationen (mindestens 2 Messungen/Konsultation) → ≥ 140/90 mmHg
- normale Werte im Alltag
- als durchschnittliche Tag- und Nachtblutdruckwerte in der 24-Stunden-Blutdruckmessung → ≤ 130/80 mmHg
- als normale Blutdruckwerte in der zuverlässigen Selbstmessung (mindestens 2 Messungen mit normalen Werten)

3.2   Weißkittelhypertonie

Während die Blutdruckwerte bei der maskierten Hypertonie in der Praxis normal, jedoch außerhalb der Praxis erhöht sind, verhalten sich die Blutdruckwerte bei der Weißkittelhypertonie (auch als White-Coat-Hypertonie bezeichnet) genau umgekehrt. Es finden sich erhöhte Praxis-Blutdruckwerte, jedoch normale Werte in der 24-Stunden-Blutdruckmessung oder verlässlichen Selbstmessung.

Die Prävalenz beträgt etwa 13 % [2]. Die Weißkittelhypertonie ist bei älteren Personen, Frauen und Nichtrauchern häufiger anzutreffen. Das kardiovaskuläre Risiko ist aktuell noch nicht eindeutig einzuschätzen: Einigen Untersuchungen zufolge liegt es zwischen dem einer Normotonie und dem einer manifesten Hypertonie [73]. In anderen Untersuchungen bestand kein Unterschied zwischen einer Weißkittelhypertonie und einer Normotonie, wenn zusätzliche Risikofaktoren ausgeschlossen waren [72]. Patienten mit Weißkittelhypertonie entwickeln jedoch häufiger eine Hypertonie als normotensive Personen [72]. Entsprechend sollten die Patienten alle 3–6 Monate nachkontrolliert werden. Da metabolische Risikofaktoren häufiger sind, sollten auch diese gezielt gesucht werden [2].

Auch bei behandelten Hypertonikern kann gelegentlich ein Weißkitteleffekt dokumentiert werden. Die Blutdruckwerte sind bei der Praxismessung höher als bei einer 24-Stunden-Blutdruckmessung oder einer Blutdruckselbstmessung. Der Therapieerfolg wird so unterschätzt. Dies ist etwa bei 32 % der Hypertoniker der Fall [2].

3.3   Belastungshypertonie

Von einer Belastungshypertonie spricht man, sofern der Blutdruck während einer körperlichen Belastung besonders stark ansteigt. Eine klare Definition der Belastungshypertonie sowie klare Grenzwerte gibt es aktuell nicht, als Belastungshypertonie wird jedoch ein systolischer Blutdruck ≥ 210 mmHg bei Männern und ≥ 190 mmHg bei Frauen während der Belastung bezeichnet [2]. Normotoniker, die nach ergometrischer Belastung einen erhöhten systolischen und diastolischen Blutdruck aufweisen, entwickeln häufiger eine Hypertonie [74]. Ein exzessiver Blutdruckanstieg im Rahmen einer Ergometrie bei Normotonie oder leichter, unbehandelter Hypertonie korreliert mit einer schlechteren Prognose bezüglich Schlaganfall und Myokardinfarkt [75, 76]. Bei einer Belastungshypertonie ist eine maskierte Hypertonie häufiger, deshalb sollte eine 24-Stunden-Blutdruckmessung durchgeführt werden [2]. Patienten mit einem höheren Blutdruckanstieg bei Belastung weisen zudem eine höhere Albumin-Kreatinin-Ratio und eine erhöhte Pulswellengeschwindigkeit auf – Zeichen einer beschleunigten subklinischen Atherosklerose. Ruheblutdruck, Body Mass Index und Ruhepuls korrelieren unabhängig vorneinander mit dem Blutdruckanstieg [77].

3.4 Sekundäre Hypertonien – Hypertonien aufgrund potenziell reversibler Ursachen

3.4.1 Überblick

Von einer sekundären Hypertonie spricht man, wenn der erhöhte arterielle Blutdruck eine spezielle, potenziell reversible Ursache hat. Dies kommt jedoch lediglich in 5–10 % der Fälle vor; die meisten Patienten leiden an einer essenziellen (idiopathischen oder primären) arteriellen Hypertonie [2]. Besteht jedoch über das primäre Screening – durch Erhebung von Klinik, Anamnese und Laborwerten – hinaus ein klinischer Verdacht, sollte im Hinblick auf eine sekundäre Ursache abgeklärt werden. Allerdings sind Untersuchungen zur sekundären Hypertonie kostenintensiv und technisch anspruchsvoll, sodass die Indikation gut überlegt sein muss. Entsprechend stellt sich im klinischen Alltag immer wieder die Frage, bei welchen Patienten mit erhöhten Blutdruckwerten ein Screening sinnvoll ist und durchgeführt werden soll. Die Angaben in Tabelle 3–2 sollen dabei helfen, die Patienten mit potenzieller sekundärer Hypertonie auszuwählen.

Gelegentlich findet man auch erst Hinweise auf eine sekundäre Hypertonie, nachdem die Therapie einer ursprünglich vermuteten primären arteriellen Hypertonie begonnen wurde. Folgende, im Behandlungsverlauf neu auftretende Aspekte sollten an eine sekundäre Hypertonie denken lassen, auch wenn die Klinik nicht immer typisch ist:

- Therapieresistenz und/oder schwierige Einstellbarkeit:
  - **resistente Hypertonie:** Blutdruckwerte > 140/90 mmHg trotz Therapie mit 3 Antihypertensiva inkl. Diuretika
  - **schwere Hypertonie:** Blutdruckwerte > 180/110 mmHg
- akuter Anstieg des Blutdrucks bei einem Patienten mit vorher gut kontrollierten Blutdruckwerten
- laborchemisch niedriges Kalium schon bei geringer Diuretikadosis als möglicher Hinweis auf einen primären Hyperaldosteronismus oder andere endogene oder exogene Mineralkortikoidstörungen

Tabelle 3–2: Patientenspezifische häufigste Ursachen für eine sekundäre Hypertonie (nach [78]).

Patientengruppe	Häufige Ursachen einer sekundären Hypertonie
Kinder und Erwach-sene < 30 Jahre	• renale Parenchymerkrankungen • Gefäßerkrankungen • Koarktation der Aorta
Patienten mit bekann-ter Arteriosklerose	• Nierenarterienstenose
adipöse Patienten	• obstruktives Schlafapnoesyndrom • endokrinologische Auslöser (Cushing, Hypothyreoidismus)
junge Frauen, bei Schwangerschaft	• fibromuskuläre Dysplasie • EPH-Gestose, Gestationshypertonie
Non-Dipper in der 24-Stunden-Messung	• obstruktives Schlafapnoesyndrom • Nierenarterienstenose

• laborchemisch starker Abfall der Nierenfunktion (GFR) bei geringer Dosis eines ACE-Hemmers oder Angiotensin-II-Rezeptorenblockers; Ursache kann ggf. eine Nierenarterienstenose sein

Auch eine 24-Stunden-Blutdruckmessung kann wichtige Hinweise auf eine sekundäre Hypertonie liefern. So können ein fehlendes nächtliches Absinken des Blutdrucks (Dipping) oder gar nächtlich erhöhte Blutdruckwerte („reverse dipping") auf ein obstruktives Schlafapnoesyndrom oder eine Nierenarterienstenose hindeuten.

In Tabelle 3-3 sind die Ursachen einer sekundären Hypertonie aufgelistet. Das obstruktive Schlafapnoesyndrom ist dabei die häufigste Ursache einer sekundären Hypertonie [79], gefolgt von renoparenchymatösen oder renovaskulären Erkrankungen und endokrinen Ursachen. Im Kindesalter ist die Koarkation der Aorta

als häufigste strukturelle Veränderung zu nennen [80]. Seltene Ursachen sind hingegen ein Hyperparathyreoidismus, eine Akromegalie sowie neurologische Krankheiten, die mit einem erhöhten intrakraniellen Druck einhergehen, oder eine Hyperkalzämie. Gelegentlich kann auch eine Polycythaemia vera hypertensive Blutdruckwerte verursachen. Weitere seltene Ursachen sind der langfristige Gebrauch oraler Kontrazeptiva oder auch anderer Medikamente oder Substanzen wie nicht steroidale Antiphlogisitika oder Antirheumatika, Anabolika, Immunsuppressiva, Kokain oder Alkohol.

Aufgrund der verschiedenen Ursachen, die zu einer sekundären Hypertonie führen können, unterscheiden sich auch die Symptome. Sie sind vielfältig und verschieden – einige typische klinische Bilder sowie laborchemischen Veränderungen, die an eine spezifische Ursache der Hypertonie denken lassen, sind in Tabelle 3-4 zusammengestellt.

Tabelle 3–3: Ursachen für eine sekundäre arterielle Hypertonie nach Häufigkeit.

Häufigste Ursache für Hypertonie	Seltene Ursache für Hypertonie
• obstruktives Schlafapnoesyndrom • renoparenchymatöse Erkrankungen • Nierenarterienstenose • primärer Hyperaldosteronismus • Schilddrüsenkrankheiten • Cushing-Syndrom • Phäochromozytom • Koarktation der Aorta	• Akromegalie • neurologische Krankheiten mit erhöhtem intrakraniellem Druck • Hyperkalzämie • Polycythaemia vera • langfristige orale Kontrazeption • Medikamente oder Substanzen

Tabelle 3–4: Typische klinische Bilder und laborchemische Veränderungen bei sekundärer Hypertonie.

Typische Klinik	Denken an
• Niereninsuffizienz (eGFR < 60) • glomeruläre Mikrohämaturie/Proteinurie • generalisierte Atherosklerose	renoparenchymatöse Hypertonie
• abdominales Strömungsgeräusch • Niereninsuffizienz, Kreatininanstieg (> 50 %) auf ACE-Hemmer/AT-II-Blocker • plötzliche Erhöhung der Blutdruckwerte	renovaskuläre Hypertonie
• fehlende/stark abgeschwächte Femoralpulse, Blutdruckdifferenz, auskultatorisches Geräusch thorakal • Auftreten im Kindes-/Jugendalter	Koarktation der Aorta
• junge Frau mit neu aufgetretener Hypertonie • (keine Risikofaktoren, keine medikamentöse Therapie)	fibromuskuläre Dysplasie
• Schwangerschaft	EPH-Gestose, Gestationshypertonie
• Tremor, Schwitzen • Nervosität, unerklärte Tagesmüdigkeit, Depression • Obstipation	Hyper- oder Hypothyreose
• Kopfschmerzen • Blässe, stammbetontes Schwitzen • Palpitationen (50 % paroxysmal)	Phäochromozytom
• Übergewicht, stammbetonte Fetteinlagerung, Striae • vermehrte Gesichts-/Körperbehaarung • Menstruationsstörungen	Hyperkortisolismus
• starkes, störendes Schnarchen, Schlafpausen • unerklärte Tagesmüdigkeit • Gewichtszunahme	Schlafapnoe
• auffallende Muskeldysmorphie • übertriebenes Krafttraining/Sport	Anabolika

3.4.2 Schlafapnoesyndrom

Das obstruktive Schlafapnoesyndrom (OSAS) ist charakterisiert durch eine intermittierende nächtliche – teilweise oder vollständige – Obstruktion der oberen Atemwege, ein Schlaf-Hypoventilationssyndrom und Schläfrigkeit am Tage. Es ist assoziiert mit einer schweren und therapieresistenten arteriellen Hypertonie [81, 82, 83, 84, 85, 86]. Wie schon erwähnt, ist es die häufigste Ursache einer sekundären Hypertonie. So leiden bis zu 50 % der OSAS-Patienten an einer arteriellen Hypertonie – und bei 30 % der Patienten mit einer arteriellen Hypertonie liegt ein OSAS zugrunde [82, 87, 88, 89]. Des Weiteren beträgt die Prävalenz von OSAS-Patienten bei therapieresistenter Hypertonie bis zu 80–85 % [90, 91].

Typischerweise sind die nächtlichen Blutdruckwerte bei einer OSAS-assoziierten Hypertonie erhöht und der Blutdruck sinkt während der Schlafphase nicht so stark ab wie normal („Non-Dipping") [92]. Ein Beispiel eines 24-Stunden-Blutdruckprofils mit charakteristischem „Non-Dipping" ist in Abbildung 3-1 dargestellt.

Pathophysiologie

Das OSAS hat verschiedene Ursachen:
- Die nächtlichen obstruktiven Apnoe-Episoden und die Hypoventilation mit intermittierender Hypoxie stimulieren periphere und zentrale Chemorezeptoren, wodurch das sympathische Nervensystem aktiviert wird.
- Des Weiteren führen Änderungen im Renin-Angiotensin-Aldosteron-System, oxidativer Stress, Inflammation und eine endotheliale Dysfunktion zu einer Erhöhung des vaskulären Tonus.

Dadurch ändern sich autonome und hämodynamische Parameter. Dies führt zum für OSAS-Patienten typischen Anstieg des nächtlichen Blutdrucks und zum Non-Dipping im 24-Stunden-Blutdruckprofil.

Bei einigen Patienten steigt der Blutdruck jedoch nicht nur nachts, wenn Apnoe-Episoden und Hypoventilation auftreten. In Fallkontrollstudien wurden OSAS-Patienten mit „matched control subjects" verglichen und wiesen auch während der Wachphasen am Tag signifikant höhere Blutdruckwerte auf [93, 94, 95]. Zudem führt ein OSAS nicht zwingend zu

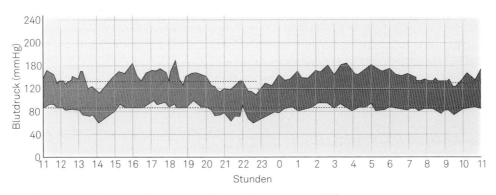

Abbildung 3–1: 24-Stunden-Blutdruckprofil eines OSAS-Patienten [55].

höheren systolischen Blutdruckwerten; vielmehr war eine isolierte diastolische Hypertonie häufig [96, 97, 98] – oder auch eine kombinierte systolisch/diastolische Hypertonie bei jüngeren Patienten [99].

Screening und Diagnostik

Ob ein OSAS vorliegt, sollte vor allem untersucht werden, wenn in der Anamnese – bzw. meist in der Fremdanamnese – über ein ausgeprägtes nächtliches lageunabhängiges lautes störendes **Schnarchen** und/oder Atemaussetzer/Apnoe-Phasen berichtet wird. Des Weiteren sollten morgendliche Kopfschmerzen, eine erhöhte Tagesschläfrigkeit und Konzentrationsstörungen sowie möglicherweise eine Häufung von (Auto-)Unfällen an ein OSAS denken lassen.

Ein wichtiges diagnostisches Hilfsmittel ist die „**Epworth Sleepiness Scale**". Klinisch präsentiert sich der meist adipöse Patient oft mit einem vergrößerten Halsumfang oder auch einer Makroglossie, die auf die engen oberen Atemwege hinweisen können. Weitere Risikofaktoren sind Alkohol, pathologisch veränderte Strukturen im Oto-Rhino-Laryngeal-Bereich oder Pharmaka.

Besteht der Verdacht auf ein OSAS oder eine hohe Punktzahl in der Epworth-Skala, empfiehlt es sich, zur weiteren Diagnostik eine **Polysomnografie** in einem Schlaflabor durchzuführen. Zudem sind ggf. spezifische ätiologische oto-rhinolaryngeale Abklärungen nötig.

Spezifische antihypertensive Therapie bei Patienten mit OSAS

Adipöse Patienten mit OSAS sollten zu einer **Gewichtsabnahme** motiviert werden. Der Zusammenhang zwischen Übergewicht, Schlafapnoe und arterieller Hypertonie ist mehrfach belegt worden [100], genauso wie die Tatsache, dass eine Verminderung des Körpergewichts durch diätetische Maßnahmen [101], pharmakologische Intervention [102] oder durch bariatrische Chirurgie [103] das Blutdruckprofil signifikant senkt.

Des Weiteren ist die Installation eines **CPAP** („continuous positive airway pressure") die Therapie der Wahl. Eine CPAP-Therapie über 12 Wochen vermindert den durchschnittlichen 24-Stunden-Blutdruckwert, den diastolischen und insbesondere auch den nächtlichen Blutdruck [104]. Leider ist die Behandlung mit CPAP für die Patienten oft beschwerlich, was die Adhärenz negativ beeinflusst.

3.4.3 Renal bedingte Hypertonie

Eine zentrale Rolle in der Blutdruckregulation nimmt die Niere ein. Entsprechend können strukturelle Schädigungen des Organs eine sekundäre Hypertonie herbeiführen. Oft ist dies bei einer relevanten Minderperfusion der Nieren bei ein- oder beidseitiger Nierenarterienstenose (renovaskuläre Hypertonie) der Fall, aber auch bei einer parenchymatösen Nierenerkrankung (z. B. Glomerulonephritis). Folge ist eine Verschiebung des Verhältnisses von Blutdruck und Natriumausscheidung, was zu einer sekundären Hypertonie führt. Seltene renale Ursachen sind Nierenzellkarzinome oder reninproduzierende Tumoren (Reninom).

Um die renale Ursache einer sekundären Hypertonie nachzuweisen, ist neben der Klinik eine eingeschränkte Nierenfunktion (erhöhtes Kreatinin, eGFR < 60) von Bedeutung. Weitere Anhaltspunkte können sein:

- pathologischer Urinstatus und/oder pathologisches Urinsediment mit Albuminurie und/oder Proteinurie
- Leukozyten oder Erythrozyten im Urin
- erhöhter Albumin-Kreatinin-Quotient im Spoturin

Auch ein pathologischer Befund in der Bildgebung kann auf eine zugrunde liegende strukturelle renale Erkrankung hinweisen.

Renoparenchymatös bedingte Hypertonie

Die renoparenchymatös bedingte Hypertonie ist der zweithäufigste Grund einer sekundären Hypertonie bei Erwachsenen [105] und der häufigste Grund bei Kindern und Jugendlichen [80].

Diagnostik

Wird eine arterielle Hypertonie in der entsprechenden Patientengruppe nachgewiesen, empfehlen sich die folgenden Schritte zum Screening einer renoparenchymatös bedingten Hypertonie:

- Urinanalyse und Serumwerte
  - Kreatinin-Bestimmung im Serum mit eGFR-Bestimmung
  - Urinsediment (Erythrozyturie? Zylinder? Dysmorphe Erythrozyten?)
  - quantitative und qualitative Analyse der Proteine im Urin
- wenn Urinanalyse oder Serumwerte auffällig sind:
  - Sonografie der Niere (Morphologie? Nierengröße?)
  - Bestimmung von Kreatinin und Protein im 24-Stunden-Sammelurin

- bei hochgradigem Verdacht auf eine parenchymatöse Nierenerkrankung aufgrund der vorangegangenen Untersuchungen
  - Vorstellung bei einem Nierenspezialisten zur Suche nach einer spezifischen Diagnose (z. B. inflammatorisches Syndrom, Antikörper für Autoimmunerkrankungen)
  - ggf. Nierenbiopsie

Therapie

Ziel der Behandlung ist es, das Fortschreiten der Erkrankung (mit späterem Nierenversagen) zu verlangsamen und ein kardiovaskuläres Ereignis zu verhindern. Wichtigstes **Therapieprinzip** ist dabei die Senkung des glomerulären Drucks, wobei die Proteinurie das therapeutische Ziel ist: Die in das Interstitium entweichenden Proteine stimulieren Zytokine und bewirken oxidativen Stress. Dies kann zu einer interstitiellen Fibrose führen [106]. Die Veränderung der Proteinexkretion ist ein Prädiktor für adverse renale und kardiovaskuläre Ereignisse [107, 108, 109]. Wird der Blutdruck gesenkt, nimmt die Proteinurie ab, indem der systemische und daraus folgend der intraglomeruläre Druck gesenkt werden.

Aufgrund der Korrelation zwischen Blutdruckwerten und Fortschreiten der Grunderkrankung sollte eine effiziente Senkung des Blutdrucks angestrebt werden, wobei die Datenlage bezüglich des **Zielblutdrucks** nicht eindeutig ist. Zwar gibt es Untersuchungen, in denen der Fortschritt der Nierenerkrankung bei Blutdruckwerten zwischen 110 und 119 mmHg verzögert war [110], in anderen Studien konnte dieser Zusammenhang jedoch nicht belegt werden [111, 112, 113]. Generell sollte der systolische Blutdruck von Patienten mit Nierenerkrankungen 140 mmHg nicht überschreiten; bei einer Proteinurie > 1 g/24 h (Protein/Kreatinin-Quotient > 100 mg/mmol) ist ein systolischer Wert < 130 mmHg anzustreben. Präzise Zielwerte werden jedoch aktuell aufgrund der nicht schlüssigen Datenlage von den entsprechenden Fachgesellschaften nicht angegeben [114].

Bei der Wahl des **Antihypertensivums** sind ACE-Hemmer oder Angiotensin-II-Rezeptorenblocker zu bevorzugen. In verschiedenen randomisierten Kontrollstudien verminderte die Blockade des Renin-Angiotensin-Systems die Albuminurie besser als Placebo oder andere Antihypertensiva [115, 116]. Meist reicht eine Monotherapie jedoch zur suffizienten Blutdrucksenkung nicht aus. ACE-Hemmer oder Angiotensin-II-Rezeptorenblocker können mit einem anderen Antihypertensivum kombiniert werden:

- Kombination mit Amlodipin: In Subanalysen der ACCOMPLISH-Studie wurde der ACE-Hemmer Benazepril zum einen mit dem Kalziumantagonisten Amlodipin, zum anderen mit Hydrochlorothiazid kombiniert. Die Kombination Benazepril/Amlodipin führte im Vergleich zu einer Verzögerung der chronischen Nierenerkrankung und zu einer geringeren Rate an kardiovaskulären Ereignissen, sie war jedoch nicht effektiver hinsichtlich der Prävention oder der Rückbildung einer Proteinurie [117]. Dies lässt die Frage aufkommen, wie eine Proteinurie als Surrogat-Marker hinsichtlich des klinischen Outcomes langfristig zu werten ist.
- Kombination mit einem anderen Blocker des Renin-Angiotensin-Systems: Eine solche Kombination wird generell nicht empfohlen [118, 119].
- Kombination mit einem Mineralokortikoid-Rezeptorantagonisten: Mineralokortikoid-Rezeptorantagonisten sollten bei chronischen Nierenerkrankungen nicht gegeben werden. Insbesondere wenn sie mit einem Blocker des Renin-Angiotensin-Systems kombiniert werden, besteht das Risiko einer relevanten Verschlechterung der Nierenfunktion und einer Hyperkaliämie [120].
- Kombination mit Schleifendiuretika: Schleifendiuretika sollten Thiazide ersetzen, sofern das Serumkreatinin > 1,5 mg/dl oder die eGFR < 30 ml/min/1,73 m^2 beträgt.

Renovaskulär bedingte Hypertonie

Neben den renoparenchymatösen Veränderungen können auch Veränderungen der renalen Gefäße eine sekundäre Hypertonie auslösen. Diese Gefäßveränderungen beruhen bei älteren Patienten meist auf einer Atherosklerose mit nachfolgender Stenose der Nierenarterien, bei jüngeren Patienten fast immer auf einer fibromuskulären Dysplasie [121].

Fibromuskuläre Dysplasie
Die fibromuskuläre Dysplasie (FD) ist eine nicht atherosklerotische, nicht entzündliche Gefäßwanderkrankung. Mit 10 % ist sie die häufigste Ursache aller nicht atherosklerotischen renalen Nierenarterienstenosen [121]. Die **Prävalenz** wird auf weniger als 200.000 geschätzt [122], wobei Metaanalysen darauf hinweisen, dass die Häufigkeit der Erkrankung damit unterschätzt ist [123]. Typische **Komplikationen** sind die Entstehung von Stenosen, Okklusionen, Aneurysmata oder auch Dissektionen. Häufig ist die Erkrankung nicht auf die Nierenarterien be-

schränkt. So sind vor allem auch in den extrakranial gelegenen Abschnitten der Karotiden und Vertebralarterien Gefäßveränderungen zu finden; beschrieben wurden sie bereits in den meisten Arterien und arteriellen Segmenten [124]. Des Weiteren konnte ein Zusammenhang zwischen spontanen Koronardissektionen und FD beobachtet werden [125].

Das typische Engramm der FD ist eine Frau zwischen 15 und 50 Jahren mit einer plötzlich auftretenden und schwierig einstellbaren Hypertonie ohne weitere Hypertonie-Risikofaktoren, wobei eine Assoziation mit einer positiven Raucheranamnese besteht [126]. Allerdings kann die fibromuskuläre Dysplasie bei beiden Geschlechtern und in jedem Alter auftreten. Bei Männern sind häufig viszerale Gefäße beteiligt, was sich klinisch in abdominalen oder Flankenschmerzen, Niereninsuffizienz oder Niereninfarkten äußert [127]. Die **Ursache** der Erkrankung ist nicht abschließend geklärt, zugrunde liegende genetische Veränderungen sowie eine Assoziation zu Nikotinabusus oder auch hormonelle Einflüsse (Östrogene) werden diskutiert [128].

Histopathologisch wird die Erkrankung in verschiedene Kategorien eingeteilt, je nachdem, welche Wandschichten (Media, Intima oder Adventitia) von der Erkrankung hauptsächlich betroffen sind und in welchen Abschnitten die Läsionen dominieren. Diese bestehen aus Kollagenablagerungen, welche die Fibroplasie bestimmen, seltener kann auch eine Hyperplasie der glatten Muskelzellen („smooth muscle cells") auftreten [128]. **Angiografisch** finden sich in den betroffenen Arterien typischerweise als Ausdruck der Mediahyperplasie ein „string-of-beads"-Zeichen (Perlenkettenzeichen, Abbil-

dung 3–2), das jedoch bei fokaler Ausprägung auch fehlen kann. Fibroplasien der Intima und Adventitia treten hingegen eher tubulär und fokal auf, sodass im Jahr 2012 eine vereinfachte Klassifizierung aufgrund der angiografischen Befunde vorgeschlagen wurde: tubulär, unifokal und multifokal [129]. Für die renale FD konnten Savard et al. [130] zeigen, dass man mit der Unterscheidung zwischen multi- und unifokalen Befunden 2 klinische Ausprägungen unterscheiden kann: Patienten mit fokaler renaler Läsion waren jünger (30 Jahre vs. 49 Jahre) und hatten höhere Blutdruckwerte bei Diagnosestellung. Zudem bestand eine erhöhte Häufung von Rauchern (50 % vs. 26 %) und des männlichen Geschlechts (31 % vs. 17 %).

> **Merke**
>
> Bei klinischem Verdacht auf eine renale FD empfiehlt sich zuerst eine Duplexsonografie, ggf. ergänzt durch eine katheterbasierte Angiografie inkl. IVUS (s.u.). Bei Bestätigung der Diagnose sollten okkulte Aneurysmata mittels CT oder MRT gesucht werden („one-time-brain-to-pelvis-study"), weil auch andere Gefäßabschnitte betroffen sein könnten.

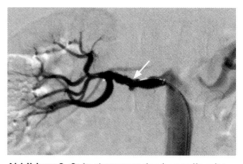

Abbildung 3–2: Angiogramm der A. renalis mit typischem „string of beads" (Pfeil).
Mit freundlicher Genehmigung von Prof. Beatrice Amann-Vesti, Klinik für Angiologie, Universitäts-Spital Zürich.

Atherosklerotisch bedingte Nierenarterienstenose

Häufig ist die atherosklerotisch bedingte Nierenarterienstenose ein Ausdruck einer generalisierten Atherosklerose [131]; in ca. 90 % ist sie Ursache einer renovaskulären Erkrankung [132]. Das Risiko einer gleichzeitigen atherosklerotischen Manifestation in einem anderen arteriellen Gefäßabschnitt beträgt 26–50 % [133]. Insbesondere leiden viele Patienten gleichzeitig an einer koronaren Herzkrankheit, peripheren arteriellen Verschlusskrankheit oder zerebrovaskulären Erkrankung mit atherosklerotischen Veränderungen in den Karotiden. Der typische Patient ist entsprechend älter, raucht und hat – neben der arteriellen Hypertonie – zusätzliche kardiovaskuläre Risikofaktoren wie z. B. Diabetes. Die **Prävalenz** einer höhergradigen atherosklerotisch bedingten Nierenarterienstenose oder auch einer Okklusion beträgt bei älteren Patienten dementsprechend ca. 7 %, wie duplexsonografisch nachgewiesen wurde [134]. Die Prognose der Erkrankung hängt vom klinischen Schweregrad und der Progression ab. Die 4-Jahre-Überlebensrate beträgt 70 % für Patienten mit Stenosen von 50–75 % bzw. 48 % bei Stenosen > 90 % [135].

Pathophysiologisch führt der reduzierte Perfusionsdruck zu einer Aktivierung des Renin-Angiotensin-Systems, adrenerger Stimulation und Volumenexpansion. Zusätzlich bewirken Hypoperfusion, Atherosklerose und kardiovaskuläre Risikofaktoren, dass proinflammatorische und profibrotische Faktoren und Signaltransduktionswege aktiviert werden, wodurch der Nierenschaden weiter fortschreitet [136].

Symptome oder Faktoren, die auf eine Nierenarterienstenose hinweisen, sind:

- **Symptome:** Ein „kardiorenales Syndrom", ein „Flash-Lungenödem" oder auch rezidivierende „pektanginöse" Beschwerden sollten an eine Nierenarterienstenose denken lassen. Sie werden durch 3 Hauptmechanismen getriggert: Volumenüberladung, periphere arterielle Vasokonstriktion und direkte Effekte des Angiotensins auf das Myokard. Ein weiteres mögliches Symptom einer Nierenarterienstenose ist die sehr früh (< 30. Lebensjahr) oder auch spät im Leben (> 55. Lebensjahr) auftretende oder rasch progrediente Hypertonie.
- **Strömungsgeräusch:** In der klinischen Untersuchung kann ein abdominales Strömungsgeräusch auf eine Nierenarterienstenose hinweisen.
- **Veränderte Laborparameter:** Typisch ist eine Erhöhung des Kreatinins, insbesondere ein ausgeprägter Anstieg (> 50 %) nach Einnahme eines ACE-Hemmers oder Angiotensin-II-Rezeptorenblockers. Zudem kann eine eingeschränkte Nierenfunktion (reduzierte GFR) oder auch eine glomeruläre Mikrohämaturie oder Proteinurie vorliegen.
- **Blutdruckveränderungen:** Bei der 24-Stunden-Blutdruckmessung finden sich häufig stark erhöhte Blutdruckwerte, besonders nachts, evtl. sogar ein „reverse dipping".

In Tabelle 3–5 sind die Indikationen für die Suche nach einer renovaskulären Ursache einer Hypertonie gemäß den aktuellen Leitlinien der American Society of Cardiology (ASC)/American Heart Association (AHA) zusammengefasst.

Liegt der Verdacht auf eine Nierenarterienstenose vor, empfehlen sich die folgenden Schritte als Screening- bzw. diagnostische Methoden (Tabelle 3–5):

Tabelle 3–5: Suche nach einer klinisch relevanten Nierenarterienstenose.

Indikationen (nach [137])	Diagnostische Schritte
• Hypertonie vor dem 30. Lebensjahr • schwere Hypertonie nach dem 55. Lebensjahr • plötzliche Blutdruckverschlechterung bei zuvor gut kontrollierten Blutdruckwerten • therapieresistente Hypertonie • maligne Hypertonie mit Endorganschäden • Azotämie oder Nierenfunktionsverschlechterung nach Gabe eines ACE-/AT-II-Blockers • nicht erklärte Nierenatrophie oder Nierengrößendiskrepanz (> 1,5 cm) • plötzliches, nicht erklärtes Lungenödem („Flash-Lungenödem")	1. Bestimmung der Nierenfunktionsparameter im Serum, Urin-Sediment und der Proteinurie 2. Duplexsonografie der Nieren (Nachweis/Lokalisation der Stenose, Bestimmung von Flussgeschwindigkeit, Nierengröße und Morphologie) 3. ggf. ergänzende nicht invasive Diagnostik mittels MRT, CT-Angiografie 4. Spezifizierung der Diagnose (fibromuskuläre Dysplasie/atherosklerotisch bedingt) mittels katheterbasierter Angiografie

- Nicht invasive Bildgebung der Niere und ihrer Gefäße:
  - Mit der **Duplexsonografie** der Nierenarterien sind Aussagen möglich, wo die Läsion liegt, wie stark die Stenose ausgeprägt ist (Flussgeschwindigkeiten, maximale systolische Flussgeschwindigkeit [V_{max}]), welche strukturellen morphologischen Veränderungen der Nierenarterien und des Nierengewebes vorliegen und wie sich der Blutfluss im Gewebe verhält (indirekt über Widerstandsindex oder auch Resistance Index).
  - In den Leitlinien des American College of Cardiology (ACC)/American Heart Association (AHA) werden auch die **CT- und die MR-Angiografie** empfohlen („class I indication") [138]. Sie hängen nicht so stark vom Untersucher ab wie die Duplexsonografie, sind jedoch kostenintensiver. Zudem benötigen sie intravenöses nephrotoxisches jodhaltiges Kontrastmittel (CT-Angiografie) oder mit dem Risiko für eine nephrogene systemische Fibrose assoziiertes Gadolinium (MR-Angiografie), was bei eingeschränkter Nierenfunktion limitierend sein kann. Andererseits liefern sie jedoch wichtige zusätzliche Informationen hinsichtlich der umliegenden anatomischen Strukturen – auch zu eventuellen akzessorischen Nierenarteriengefäßen.
- **Katheterbasierte Angiografie:** Sie ist weiterhin der Goldstandard für die genaue Diagnose einer Nierenarterienstenose (wobei nur ein Teil aller Nierearterienstenosen zu einer renovaskulären Hypertonie führt). Empfohlen wird sie erst, wenn die nicht invasive Diagnostik positive Befunde ergibt, eine nicht invasive Diagnostik nicht durchgeführt werden kann oder bereits

eine andere Indikation für eine invasive Untersuchung, z. B. eine Koronarangiografie, besteht [139].

Die Bestimmung der Plasma-Renin-Aktivität direkt oder nach Stimulation mit Captopril („Captopril-Test") wird nicht als sinnvoller Screening-Parameter empfohlen, ebenso wenig wie die selektive Bestimmung des Renins in den Nierenvenen [138].

Therapie

Die renovaskulär bedingte Hypertonie wird medikamentös oder interventionell therapiert: Die **medikamentöse Therapie** setzt dabei zentral an. Dazu können Blocker des Renin-Angiotensin-Systems eingesetzt werden, bei denen allerdings die folgenden Einschränkungen gelten:

- Sie sind bei einer beidseitigen Nierenarterienstenose kontraindiziert.
- Wenn eine einseitige Stenose mit funktioneller Niereneinschränkung oder Einnierigkeit vorliegt oder bei fortgeschrittener Niereninsuffizienz können sie die Nierenfunktion akut verschlechtern, sodass ihr Einsatz sorgfältig überlegt werden muss [131].
- Jungen Frauen im gebärfähigem Alter oder mit bestehendem Kinderwunsch, die z. B. im Rahmen einer FD eine antihypertensive Therapie benötigen, sollte weder ein ACE-Hemmer noch ein Angiotensin-II-Rezeptorenblocker gegeben werden, da diese mit einem erhöhten Risiko für Fehlbildungen einhergehen.

Alternativ können Kalziumantagonisten oder Betablocker eingesetzt werden, welche gemäß der ACC/AHA-Leitlinien eine Klasse-I-Indikation haben.

Eine **perkutane Revaskularisation** sollte unabhängig von der Symptomatik in den folgenden Fällen in Betracht gezogen werden [138]:

- hämodynamisch relevante Nierenarterienstenose und nicht anders erklärbare rezidivierende kardiale Dekompensationen/Herzinsuffizienz oder Lungenödem
- hämodynamisch relevante Nierenarterienstenose und instabile Angina pectoris
- ostiale atherosklerotisch bedingte Nierenarterienstenose
- maligne oder therapierefraktäre Hypertonie
- nicht anders erklärbare Niereninsuffizienz oder Verkleinerung

Bei guter Nierenfunktion und nur einseitiger Stenose ist der klinische Nutzen einer Intervention aktuell noch nicht erwiesen. Eine Ballonangioplastie mit eventuell einem Notfall-Stent („bailout stent placement") wird für die fibromuskuläre Dysplasie empfohlen. Inwieweit eine interventionelle Therapie tatsächlich einen **langfristigen Nutzen** im Hinblick auf die Blutdruckwerte und die Niereninsuffizienz hat, ist aktuell noch nicht abschließend geklärt:

- Fibromuskuläre Dysplasie: Das interventionelle Vorgehen hatte bei jungen Patienten – meist Frauen – mit fibromuskulärer Dysplasie und unkontrollierter Hypertonie eine Erfolgsrate von 82–100 %. Lediglich in 10–11 % der Fälle kam es zu einer erneuten Stenose [132].
- Atherosklerotisch bedingte Nierenarterienstenose: Hier ist die Studienlage nicht eindeutig. In 2 retrospektiven Studien konnte der Nutzen einer Inter-

vention bei Patienten mit beidseitigen Nierenarterienstenosen und rezidivierenden kardialen Dekompensationen gezeigt werden [140]. Dagegen ergab sich in der 2009 durchgeführten randomisierten ASTRAL-Studie (ASTRAL = „angioplasty and stenting for renal artery lesions") kein offensichtlicher Unterschied und klinischer Vorteil bezüglich Blutdruck, Nierenfunktion oder kardiovaskulärer Ereignisse. In der ASTRAL-Studie wurden 806 Patienten entweder mit Angioplastie/Stenting plus medikamentöser Therapie oder mit medikamentöser Therapie alleine behandelt [141].

> **Merke**
>
> Aufgrund der aktuellen Studien- und Datenlage ist eine Intervention bei atherosklerotisch bedingter Nierenarterienstenose gemäß den ESH/ESC-Leitlinien nicht zu empfehlen, sofern diese über 6–12 Monate stabil bleibt und die arterielle Hypertonie mit Medikamenten kontrolliert werden kann (Klasse III, Level B).

Eine **chirurgische Sanierung** der Stenose ist nur in wenigen Fällen indiziert [138]:
- klinische Indikation bei einer fibromuskulären Dysplasie – insbesondere bei einem komplexen Ausprägungsmuster, das auch segmentale Arterien einschließt, und bei Makroaneurysmata
- klinische Indikation bei einer atherosklerotisch bedingten Nierenarterienstenose, wenn kleine renale Gefäße betroffen sind oder es bereits zum Branching der Haupt-Nierenarterie gekommen ist
- bei kombinierten pararenalen Aortenrekonstruktionen zur Therapie eines

Aortenaneurysmas oder schwerer aorto-iliakaler Verschlusskrankheit

3.4.4 Endokrin bedingte Hypertonie

Neben der Niere ist das endokrine System ein wesentlicher Faktor in der Blutdruckregulation. Entsprechend können Erkrankungen oder Störungen, seien diese endogenen oder exogenen Ursprungs, die Blutdruckwerte beeinflussen. Im Folgenden werden in diesem Zusammenhang insbesondere die Schilddrüsenhormone, das Aldosteron, das Zusammenspiel von ACTH-Sekretion und Glukokortikoidspiegel und der Effekt von Katecholamin- und Metanephrin-produzierenden Tumoren erörtert.

Hypertonie bei Schilddrüsendysfunktion

Die Schilddrüsenhormone haben einen wichtigen Effekt auf das kardiovaskuläre System – und damit auf den Blutdruck [142]. Ihre wichtigsten Wirkungen auf das Herz und die peripheren Gefäße sind:
- positiv chronotrop
- positiv inotrop
- positiv lusitrop
- Senkung des peripheren Gefäßwiderstandes

Hypothyreose
Sowohl die Hypothyreose als auch die Hyperthyreose führen über unterschiedliche **Mechanismen zur Hypertonie**. Bei der Hypothyreose ist der Cardiac Output durch negative chronotrope und inotrope Effekte verringert und der periphere Gefäßwiderstand erhöht. Dabei werden

vermehrt α-adrenerge Rezeptoren stimuliert und das sympathische Nervensystem und das Aldosteronsystem aktiviert, um die Gewebeperfusion durch die Zunahme des peripheren Widerstands zu erhalten [143, 144]. Des Weiteren ist eine hypothyreote Stoffwechsellage mit einer kardialen diastolischen Dysfunktion vergesellschaftet. Diese wird hauptsächlich durch die Zunahme des Gefäßwiderstandes und die Steifheit der Arterien ausgelöst [145]. Entsprechend ist bei hypothyreoten Patienten nicht nur der systolische, sondern vor allem der diastolische Wert erhöht. Unter suffizienter hormoneller Substitutionstherapie sind diese Werte jedoch reversibel, wie bei Patienten nach totaler Thyroidektomie und Levothyroxin-Ersatztherapie beobachtet werden konnte [144]. Bei subklinischer Hypothyreose, d. h. serologisch erhöhtem TSH und normwertigem freiem fT4, wird die Assoziation mit einer Hypertonie hingegen kontrovers diskutiert [146, 147, 148, 149, 150]. Es fanden sich jedoch Hinweise, dass sowohl eine klinische als auch eine subklinische Hypothyreose mit einer maskierten Hypertonie einhergeht [151].

Generell ist das Krankheitsbild einer Hypothyreose nicht gerade selten – etwa 3 % der Frauen haben im Verlauf ihres Lebens eine klinisch relevante Schilddrüsenunterfunktion; bei etwa 7–10 % kann eine subklinische Hypothyreose nachgewiesen werden [152]. Entsprechend sollte bei einem auffälligen Blutdruckprofil und/oder anderen klinischen Hinweisen auf eine Schilddrüsendysfunktion ein Screening durchgeführt werden. Dazu kann das TSH bestimmt werden – und zur Erhärtung der Diagnose fT4 und fT3.

Klinisch ist der Blutdruck erhöht und der Stoffwechsel reduziert. Das äußert sich in Gewichtszunahme, Obstipation sowie verlangsamten Reflexen, Belastungsdyspnoe und Bradykardie. Die Patienten klagen oft über Müdigkeit, Myalgien und eine Kälteempfindlichkeit. Des Weiteren führen die Ablagerung von Glykosaminoglykanen zu trockener Haut, einer rauen oder heiseren Stimme, gelegentlich zu einer Makroglossie, einem geschwollenen Gesicht oder peripheren und periorbitalen Ödemen. Nicht selten ist eine Depression zu beobachten.

Hyperthyreose

Ist bei der Hypothyreose in der Regel vor allem der diastolische Druck erhöht, so finden sich bei einer Hyperthyreose hingegen typischerweise isoliert erhöhte systolische Blutdruckwerte. Der diastolische Blutdruck hingegen ist eher erniedrigt. Patienten mit einer klinisch relevanten Hyperthyreose weisen allgemein die typische **Symptomatik** einer Stoffwechselüberfunktion auf: Palpitationen, Tachykardie und Dyspnoe sowie Hitzesymptome (Wärmeintoleranz, Schweißausbrüche, warme feuchte Haut, evtl. leichtes Fieber), gesteigerte Stuhlfrequenz, Schwäche der Muskulatur, Osteoporose, Haarausfall und Zyklusstörungen bis hin zu vorübergehender Unfruchtbarkeit, Fettleber, verstärktem Tremor, Unruhe, Agitiertheit oder Hyperkinese. Im Extremfall kann eine **thyreotoxische Krise** zu Bewusstseinsstörungen, Stupor, Somnolenz, psychotischen Zeichen, örtlicher und zeitlicher Desorientierung bis hin zum Koma führen. Bei einer immunogenen Hyperthyreose vom Typ Basedow ist der isolierte Exophthalmus als Zeichen der endokrinen Orbitopathie oder in Kombination mit einer Struma und Tachykardie (Merseburger Trias) oft wegweisend.

Screening und Diagnostik

Das Screening für Schilddrüsendysfunktion ist einfach. Zunächst bestimmt man das TSH im Serum – und bei pathologischem Resultat dann auch die peripheren Schilddrüsenwerte, also fT3 und fT4. Bei pathologischen Werten ist meist eine Schilddrüsenerkrankung zu vermuten. Bei der Abklärung geht es einerseits darum, eine Funktionsstörung nachzuweisen, die eine Hypertonie auslösen kann, anderseits aber um Veränderungen der Struktur. Am häufigsten beeinflussen Autoimmunthyreoiditiden die Funktion der Schilddrüse. Sie können zu Hyper- und Hypothyreosen führen.

Eine Hashimoto-Thyreoiditis verursacht den Großteil der **Hypothyreosen**. Seltener führt ein Medikament (z. B. Amiodaron, Lithium, Hämatoonkologika) zu einer Hypothyreose. Auch eine Hypophyseninsuffizienz kann zu einer Hypothyreose führen, ist aber nicht mit einer Hypertonie vergesellschaftet.

Hyperthyreosen haben eine breitere Differenzialdiagnose: Morbus Basedow, Thyreoditis de Quervain, Medikamente (die gleichen, die eine Hypothyreose auslösen können) und seltene andere Ursachen wie z. B. ein TSH-sezernierendes Hypophysenvorderlappenadenom können zu einer hyperthyreoten Stoffwechsellage führen.

Die Abklärung beruht meist auf verschiedenen bildgebenden Verfahren (Sonografie, Schilddrüsenszintigrafie) und der Messung der entsprechenden Schilddrüsenautoantikörper.

Therapie

Die Therapie einer durch eine Schilddrüsendysfunktion induzierten arteriellen Hypertonie richtet sich nach der zugrunde liegenden Erkrankung.

Bei einer klinisch relevanten **Hypothyreose** sollte eine Substitutionstherapie eingeleitet werden. Handelt es sich bei der Hypertonie um eine klinisch symptomatische Form, ggf. mit myokardialer Ischämie und Angina pectoris, muss die Dosis vorsichtig gewählt werden ("go low and go slow"), da der Sauerstoffverbrauch durch den erhöhten peripheren Gefäßwiderstand ansteigt. Insbesondere wenn es sich um eine instabile Angina pectoris handelt und die koronare Herzkrankheit den R. interventricularis anterior betrifft oder eine schwere Dreigefäßerkrankung mit reduzierter linksventrikulärer Funktion vorliegt, sollte zuerst über eine Revaskularisation nachgedacht werden.

Ist die arterielle Hypertonie durch eine **Hyperthyreose** induziert, empfiehlt sich ein Betablocker, insbesondere bei einer gleichzeitigen Tachykardie. Sollten Betablocker kontraindiziert sein, ist ein Kalziumantagonist vom Non-Dihydropyridin-Typ vorzuziehen, also Verapamil oder

---

Merke

Vor einer Substitutionstherapie sollte man sich die folgenden Fragen stellen, wenn eine koronare Herzkrankheit möglich oder bereits manifest ist [153]:

- Was ist die zugrunde liegende Störung?
- Welche Dosis von Schilddrüsenhormonen ist die beste bei manifester koronarer Herzkrankheit?
- Welche Dosis sollte gewählt werden bei vermuteter koronarer Herzkrankheit?
- Muss vor der Substitutionstherapie eine Revaskularisierung durchgeführt werden bzw. müssen Abklärungen diesbezüglich eingeleitet werden?

Diltiazem. Bei einer **thyreotoxischen Krise** mit lebensbedrohlichen Symptomen ist eine notfallmäßige Therapie mit einem Betablocker sowie Thyreostatika und ggf. Natriumperchlorat indiziert.

Hypertonie bei primärem Hyperaldosteronismus

Das Renin-Angiotensin-Aldosteron-System hat eine Schlüsselfunktion in der Blutdruckregulation. Bei einer Störung ist eine suffiziente endogene Blutdruckregulation nicht mehr gewährleistet. Entsprechend führt ein inadäquat hoher Aldosteronspiegel im Plasma zu erhöhten Blutdruckwerten. Bei etwa 8–13 % der Patienten mit einer sekundären Hypertonie liegt pathophysiologisch ein primärer Hyperaldosteronismus zugrunde [154]. Er wird nach dem Erstbeschreiber Jerome W. Conn auch als Conn-Syndrom bezeichnet (worunter im engeren Sinn allerdings ein Hyperaldosteronismus bei aldosteronproduzierendem Tumor verstanden wird). **Ursache** ist eine autonome Aldosteronproduktion, die in ca. zwei Drittel der Fälle durch eine idiopathische beidseitige Nebennierenrindenhyperplasie ausgelöst wird [155]. In ca. 30 % der Fälle liegt ein aldosteronproduzierendes Adenom vor, in seltenen Fällen ein idiopathischer Hyperaldosteronismus. Die meisten aldosteronproduzierenden Adenome sind einseitig und selten größer als 1–3 cm [156]. In ca. 60 % dieser Fälle konnte eine verlinkte Genmutation nachgewiesen werden [157, 158].

Klinik

Klinisch manifestiert sich der primäre Hyperaldosteronismus mit einer – meist therapierefraktären – Hypertonie. Des Weiteren klagen die Patienten oft über Muskelschwäche, Müdigkeit, Kopfschmerzen und Polydypsie. Zu erfragen ist zudem eine Hypertonie oder ein zerebrovaskulärer Insult bei Familienmitgliedern vor dem 40. Lebensjahr, die auf einen familiären Hyperaldosteronismus hinweisen und ein Indiz für einen primären Hyperaldosteronismus darstellen können.

Screening und Diagnostik

Laborchemisch sind eine metabolische Alkalose und Hypokaliämie typisch. Die Hypokaliämie kommt jedoch nur bei ca. 40 % der Patienten vor [159]: Zu Beginn der Erkrankung fehlt sie oft oder bildet sich während einer kochsalzarmen Diät (mit konsekutiver erniedrigter Kalium-Clearance) temporär zurück. Die Suche nach einem primären Hyperaldosteronismus ist daher auch bei normalem Kalium gerechtfertigt, sofern klinisch oder aufgrund der Anamnese der Verdacht besteht. Indikationen zum Screening sind:

- therapierefraktäre Hypertonie
- positive Familienanamnese: Hypertonie oder zerebrovaskulärer Insult vor dem 40. Lebensjahr
- spontane Hypokaliämie
- diuretikainduzierte Hypokaliämie
- inzidentell nachgewiesene Masse in der Nebennierenrinde

Für das Screening eignen sich der Aldosteron-Renin-Quotient (ARQ), ein Salz- bzw. Fludrocortisontest und zuletzt auch bildgebende Verfahren (Abbildung 3–3):

- Der **Aldosteron-Renin-Quotient (ARQ)** gilt als pathognomonisch, wenn der Plasma-Aldosteron-Spiegel erhöht und die Plasma-Renin-Aktivität erniedrigt oder nicht messbar ist. Zu beachten ist jedoch, dass der ARQ verschiedenen

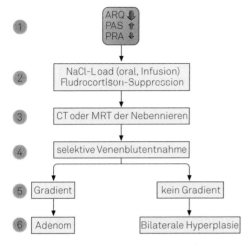

Abbildung 3–3: Algorithmus bei Verdacht auf einen primären Hyperaldosteronismus. Zum Screening wird, ca. 2 Stunden nachdem der Patient erwacht ist, der Aldosteron-Renin-Quotient (ARQ) im Plasma bestimmt. Ergänzend können der Plasma-Aldosteron-Spiegel (PAS) und die Plasma-Renin-Aktivität (PRA) gemessen werden (1). Bei nicht konklusiven Resultaten kann zur Diagnosesicherung eine orale oder intravenöse Salzbelastung oder auch ggf. ein Fludrocortison-Suppressionstest durchgeführt werden (2). CT oder MRT liefern Informationen zur Morphologie der Nebennieren und ein mögliches Adenom (3). Die selektive, seitengetrennte Bestimmung der Aldosteron- und Reninkonzentration im Nebennierenvenenblut kann ein Adenom bestätigen, wenn ein Gradient nachgewiesen wird, der bei einer beidseitigen Hyperplasie der Nebennierenrinde fehlt (4).

Faktoren unterliegt: Er kann bei einigen Medikamenten (ACE-Hemmer, Angiotensin-II-Rezeptorenblocker, Diuretika und α_1-Blocker [Doxazosin]) und Kalium erniedrigt und andererseits bei Betablockern, dem α_2-Agonisten Clonidin oder Reninhibitoren erhöht sein. Vor Bestimmung des ARQ sollte man also den Kaliumspiegel korrigieren und entsprechende, den ARQ beeinflussende Medikamente vorübergehend beenden.

Um eine Rebound-Hypertonie zu vermeiden, kann, sofern keine Kontraindikationen bestehen, ein minimal interferierendes Medikament wie Verapamil oder Hydralazin passager eingesetzt werden [154]. Liegt ein pathologischer ARQ in Kombination mit einer spontanen Hypokaliämie, eine Plasma-Aldosteron-Konzentration von mehr als 20 ng/dl (550 pmol/l) und ein Plasma-Renin-Wert unterhalb der Nachweisgrenze vor, werden aktuell keine weiteren Tests zur Bestätigung des primären Hyperaldosteronismus empfohlen [160]. Der primäre Hyperaldosteronismus gilt dann als bewiesen.

- Bei einem pathologischen ARQ und/oder nicht konklusiven Resultaten kann ein oraler oder intravenöser **Salztest** zur Diagnosesicherung durchgeführt werden. Dabei werden ca. 2 l einer 0,9 %igen NaCl-Lösung infundiert oder alternativ Salz oral zugefügt. Dieses führt zu einer akuten Volumenexpansion, die bei Normalfunktion der Nebenniere die Suppression von Aldosteron und Renin bewirkt – im Gegensatz zu einer vollständigen oder teilweisen Autonomie der Aldosteronproduktion bei einem primären Hyperaldosteronismus. Die Patienten sollten während des Tests überwacht werden, weil der Blutdruck ansteigen kann.
- Wie beim Salztest kann durch die Gabe von **Fludrocortison** eine Volumenexpansion durch den exogenen Mineralkortikoidexzess erreicht werden. Dadurch werden im Normalfall Renin und Angiotensin II sowie Aldosteron supprimiert. Auch hier sind Blutdruckentgleisungen möglich oder auch Hypokaliämien.

- Erst zuletzt in der Kette der Abklärungen wird ein **bildgebendes Verfahren** eingeleitet. Grund für diese Sequenz ist, dass ein hormonell inaktiver Nebennierentumor, ein Inzidentalom, bedeutend wahrscheinlicher ist als ein aldosteronproduzierender Nebennierentumor. So führen aufgrund einer unüberlegt eingesetzten Bildgebung unnötig identifizierte Inzidentalome immer wieder zu Abklärungsirrläufern – bis hin zu unnötigen und nicht therapeutischen Operationen. Zwar können bildgebende Verfahren wie die CT oder die MRT Hinweise auf eine Nebennierenrindenhyperplasie oder ein Adenom in der Nebenniere liefern, aber sie sollten erst am Schluss, unmittelbar vor der Planung der Therapie und *nach* dem Beweis des primären Hyperaldosteronismus, eingesetzt werden.

Die **seitengetrennte Entnahme von Nebennierenvenenblut** zur Bestimmung der Aldosteron- und Reninkonzentrationen dient vor allem dazu, ein Nebennierenadenom bzw. eine unilaterale Hyperplasie von einer bilateralen Hyperplasie zu unterscheiden. Das heißt, diese Untersuchung kann Aufschluss über ein Adenom oder eine Nebennierenhyperplasie geben – und damit über eine Operationsindikation (s.u.). Diese Untersuchung sollte ein erfahrener Interventionalist und ein erfahrenes Team von Assistierenden durchführen.

Therapie

Bei einem primären Hyperaldosteronismus aufgrund eines aldosteronproduzierenden Tumors einer Seite oder einer einseitigen Nebennierenrindenhyperplasie ist die **laparoskopische Adrenalektomie** die Therapie der Wahl und führt bei ca. 50 % der Patienten zu einer Normalisierung der Blutdruckwerte [160].

Sollte ein chirurgischer Eingriff kontraindiziert sein oder der Patient diesen ablehnen, empfiehlt sich eine **medikamentöse Therapie** mit einem Mineralokortikoid-Rezeptorantagonisten [160]. Aktuell stehen 2 Substanzen diesbezüglich zur Verfügung: Spironolacton und Eplerenon. Eplerenon hat zwar weniger Nebenwirkungen und führt vor allem seltener zur Gynäkomastie, ist dafür aber auch nur halb so wirksam wie das zudem kostengünstigere Spironolacton. Diese Faktoren müssen gegeneinander abgewogen werden [161]. Eplerenon sollte aufgrund der kürzeren Halbwertszeit zweimal täglich verabreicht werden, um den Blutdruck im Tagesverlauf optimal zu senken. Falls der Blutdruck mit den Mineralokortikoid-Rezeptorantagonisten nicht ausreichend gesenkt wird, kann zusätzlich ein Kalium sparendes Diuretikum oder ein Kalziumantagonist eingesetzt werden [162].

Dasselbe medikamentöse Regime wird bei einer Hypertonie aufgrund einer beidseitigen Nebennierenhyperplasie empfohlen, eine Adrenalektomie führt diesbezüglich nur selten zum Erfolg [160].

Hypertonie bei Cushing-Syndrom

Das **Cushing-Syndrom**, das auch als chronischer Hyperkortisolismus bezeichnet wird, ist eine schwere systemische endokrinologische Erkrankung. Aufgrund exokriner oder endokriner Ursachen stehen langfristig zu viele Glukokortikoide zur Verfügung. Die häufigste Ursache ist eine iatrogene Medikation mit einem Steroid.

Das nicht medikamentös bedingte Cushing-Syndrom ist dagegen selten und meist Folge einer Überproduktion von Kortisol in der Nebenniere. Ursache dieser Überproduktion ist in 70 % der Fälle ein ACTH-produzierender Tumor in der Hypophyse, weshalb man auch vom hypophysenabhängigen Cushing-Syndrom oder **Morbus Cushing** spricht. Die autonome ACTH-Sekretion durch den Tumor stört dabei den Feedback-Mechanismus zur Nebenniere: Der zirkadiane Rhythmus der Kortisonproduktion geht verloren und der Kortisonspiegel steigt [163].

In 15–20 % der Fälle ist ein extrahypophysär gelegener Tumor für den gestörten Stoffwechsel verantwortlich (**ektopes Cushing-Syndrom**) [164, 165]. Eine solche ektope Sekretion von ACTH findet meist in kleinzelligen Karzinomen der Lunge und des Bronchialsystems statt. Jedoch können auch andere endokrine Tumoren Quelle der Hormonproduktion sein, z. B. Phäochromzytome, neuroendokrine Tumoren des Pankreas oder Darmtumoren. Typischerweise treten die Symptome bei einem kleinzelligen Karzinom oder einer fortgeschrittenen Metastasierung schnell auf, was jedoch oft durch ein paraneoplastisches „Wasting-Syndrom" überdeckt werden kann. Hier ist meist eine Hypokaliämie wegweisend [166].

Ein Cushing-Syndrom kann auch **ACTH-unabhängig** sein. So kann z. B. ein Tumor einer Nebenniere die Stoffwechselveränderungen bedingen. Diese sind in 60 % der Fälle Nebennierenadenome und in 40 % Nebennierenkarzinome. Sehr seltene Auslöser (< 2 %) sind die mikro- und makronoduläre Hyperplasie der Nebenniere, die primäre pigmentierte adrenokortikale Dysplasie (teilweise im Rahmen des Carney-Komplex) oder das McCune-Albright-Syndrom (Tabelle 3-6) [166, 167, 168].

Klinik

Typisch für das Krankheitsbild sind Vollmondgesicht, Stammfettsucht und eine Fettansammlung zwischen den Schultern, ein „Stier- oder Büffelnacken". Des Weiteren können in der klinischen Untersuchung Zeichen der Hautatrophie mit Striae rubrae und eine proximale Muskelatrophie auffallen. In etwa 70 % der Fälle werden psychiatrische Symptome beobachtet, die sich z. B. als Angststörungen, aber auch als schwere Psychosen manifestieren. Eine vorbestehende Depression

Tabelle 3–6: Ursachen des ACTH-abhängigen und unabhängigen Cushing-Syndroms nach Häufigkeit (modifiziert nach [166]).

ACTH-abhängig	ACTH-unabhängig
• Morbus Cushing (70 %) • ektopes Cushing-Syndrom (10–15 %) • unklare Quelle des ACTH (5 %)	• Nebennierenadenome (10 %) • Nebennierenkarzinome (5 %) • makronoduläre Hyperplasie (< 2 %) • primäre pigmentierte adrenokortikale Dysplasie (< 2 %) • McCune-Albright-Syndrom (< 2 %)

wird oft verstärkt. Des Weiteren können das Kurzzeitgedächtnis oder die kognitiven Fähigkeiten eingeschränkt sein, oft auch noch, wenn bereits eine adäquate Therapie begonnen wurde [169]. Zudem bestehen verschiedene Komorbiditäten entsprechend eines metabolischen Syndroms: arterielle Hypertonie, Glukoseintoleranz und Dyslipidämie [170, 171, 172]. Dabei sind erhöhte Blutdruckwerte nicht nur im Rahmen des metabolischen Syndroms zu erklären, sondern auch als Folge komplexer Veränderungen in verschiedenen Regulationsmechanismen wie dem Renin-Angiotensin-System, der Mineralkortikoidaktivität und dem sympathischen Nervensystem [173]. Auch die pathologischen Veränderungen der Hypothalamus-Hypophysen-Nebenniere-Achse führen zu einer Dysregulation der zirkadianen Blutdruckregulation [174, 175].

Screening und Diagnostik

Etwa 70–80 % der erwachsenen [176, 177] und ca. 50–78 % der pädiatrischen Patienten [178, 179] mit Cushing-Syndrom weisen eine arterielle Hypertonie auf; in ca. 20 % der Fälle sind erhöhte Blutdruckwerte die Folge einer Langzeitbehandlung mit Kortikoiden [180, 181]. Die diagnostischen Schritte bei Verdacht auf eine durch ein Cushing-Syndrom induzierte arterielle Hypertonie umfassen:

- Bestimmung des Kortisols
  - im Morgen-Serum (nüchtern, früh morgens)
  - im Mitternachtsspeichel
- Dexamethason-Suppressionstest
- 24-Stunden-Sammelurin (freies Kortisol)
- Bestimmung des ACTH-Spiegels im Plasma (Plasma sofort einfrieren!)
- Synacthen-Test

Das **Kortisol** wird morgens im Nüchternserum oder auch im um Mitternacht abgenommenen Speichel bestimmt. Ergänzend kann zur Erhärtung der Diagnose (oder auch als Screeningtest) ein **Dexamethason-Suppressionstest** durchgeführt werden. Dazu wird Dexamethason als orale Einmalgabe (1 mg) um Mitternacht verabreicht und der Kortisolspiegel am folgenden Morgen im Nüchternserum bestimmt. Bei Gesunden liegt der Wert dann unter 2 µg/dl. Die Bestimmung des freien **Kortisols im 24-Stunden-Urin** weist eine hohe Spezifität und Sensitivität für ein Cushing-Syndrom auf [182]. Das Ergebnis unterliegt jedoch Einflussfaktoren:

- Bei einer Niereninsuffizienz müssen die Werte vorsichtig interpretiert werden, weil freies Kortisol der glomeruzlären Filtration und teilweise der tubulären Reabsorption unterliegt. Entsprechend ist die Menge des freien Kortisols im Urin bei moderater bis schwerer Niereninsuffizienz signifikant vermindert [183].
- Falsch positive Resultate können im Rahmen von Stress, Fehlernährung, regelmäßigem ausgiebigem Sport, polyzystischem Ovarialsyndrom oder auch einer Depression vorliegen.

Die Bestimmung des **ACTH** im Nüchternserum kann ebenfalls wegweisend sein. Die Stimulation der Ausschüttung von Glukokortikoiden aus der Nebenrinde (**Synacthen-Test**) liefert weitere wichtige Hinweise auf die Funktion der Nebennieren. Sind die gemessenen Kortisolspiegel 30 und 60 Minuten nach Stimulation pathologisch, d.h. ohne Anstieg, ist dies auf eine primäre und sekundäre Nebennierenrindeninsuffizienz zurückzuführen.

Therapie

Ist ein Tumor Ursache der Hypertonie, sollte er reseziert werden. Medikamentöse Ansätze hingegen zielen auf die Verminderung der hypophysären ACTH-Sekretion oder auch auf eine Reduktion der Glukokortikoidspiegel durch antisteroidale Medikamente. Bei einer medikamentös induzierten Symptomatik sind alternative steroidsparende Therapien in Erwägung zu ziehen. Gemäß aktueller Studienlage ist der Effekt auf die Blutdruckwerte und das kardiovaskuläre Risiko jedoch nicht eindeutig. So führte eine Senkung/Normalisierung des Kortisolspiegels nicht immer zu einer Normalisierung des Blutdruckprofils. Während das kardiovaskuläre Risiko nach chirurgischer Therapie in einigen Studien geringer war [184, 185], wurde dieser Effekt in anderen Studien nicht beobachtet [186, 187, 188].

Bei den **chirurgischen Therapiemaßnahmen** ist selbstverständlich nicht die Hypertonie der alleinige Grund für eine Operation, sondern alle schwerwiegenden Folgen dieser Erkrankung:

- Bei einem Hypophysentumor kann das entstandene Cushing-Syndrom durch eine transsphenoidale Tumorresektion in 70 % der Fälle langfristig geheilt werden. Gleichzeitig erhöhte Blutdruckwerte korrelieren jedoch nicht unbedingt mit der Senkung des Kortisolspiegels. So war, trotz Normalisierung der Kortisolwerte, nach 5 Jahren in 40 % der Fälle eine arterielle Hypertonie weiterhin vorhanden [189, 190].
- Die Resektion beidseitiger Nebennierenadenome haben in 64 % der Fälle eine Senkung der Blutdruckwerte zur Folge [191].

Die **medikamentöse Therapie** umfasst folgende Substanzen:

- Medikamente zur Modulierung der hypophysären oder ektopen ACTH-Ausschüttung, also Somatostatinanaloga oder Dopaminantagonisten. In einigen Studien war damit eine suffiziente Blutdrucksenkung möglich, in anderen Studien ergab sich kein eindeutiger Effekt oder sogar eine Verschlechterung der Blutdruckwerte [192].
- Medikamente zur Inhibition der Steroidogenese wie z. B. Ketoconazole, Metyrapon, Mitotan oder Etomidat oder auch Glukokortikoidrezeptorantagonisten (Mifepriston) [193].

Zusammenfassend kann sowohl nach chirurgischer als auch unter medikamentöser Therapie eine arterielle Hypertonie persistieren, sodass eine ergänzende **antihypertensive Therapie** nötig wird. Neben Lifestyle-Modifikationen – insbesondere diätetischen Maßnahmen zur Kontrolle des metabolischen Syndroms, Gewichtsreduktion und Steigerung der physischen Aktivität – ist eine medikamentöse Therapie zu initiieren. Sowohl ACE-Hemmer, Kalziumantagonisten als auch Betablocker können eingesetzt werden [2]. Dabei kann der Algorithmus der Abbildung 3–4 als Orientierung dienen.

Hypertonie bei neuroendokrinen Tumoren – Phäochromozytom und Paragangliom

Neuroendokrine, katecholamin- und metanephrinproduzierende Tumoren sind seltene Ursachen einer sekundären arteriellen Hypertonie. Gehen sie von den chromaffinen Zellen des Nebennierenmarks

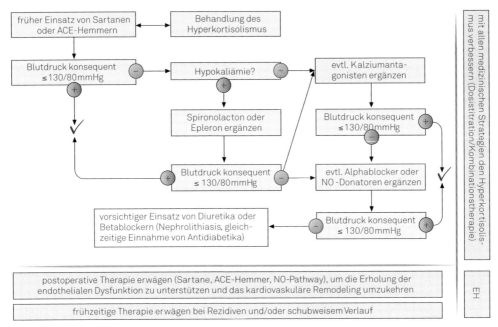

Abbildung 3–4: Algorithmus zur Behandlung der arteriellen Hypertonie bei Cushing-Syndrom (nach [173]).

aus, werden sie als Phäochromozytome bezeichnet, liegt der Ursprung dagegen extramedullär in den parasympathischen oder sympathischen Ganglienzellen, nennt man sie Paragangliome. Die Inzidenz beträgt 2–5 pro Million Menschen pro Jahr, wobei Phäochromozytome häufiger sind als Paragangliome, deren Inzidenz mit ca. 0,5 pro Million Menschen in der Literatur angegeben wird [194]. Meist manifestiert sich der Tumor klinisch zwischen dem 30. und 50. Lebensjahr [195, 196, 197].

Klinik
Die Symptomatik beruht auf einem Überschuss an Katecholaminen und kann sich entsprechend vielfältig präsentieren. Oft bleiben die Tumoren jedoch unerkannt. Das belegt eine Serie von Autopsien, in der lediglich 13 von 54 Phäochromozytomen zu Lebzeiten diagnostiziert worden

waren. Die anderen 41 Fälle wurden nicht festgestellt und waren in 30 Fällen die Todesursache [198].

Oft klagen die Patienten über hämmernde Kopfschmerzen, Palpitationen oder Tachykardien und es finden sich paroxysmal auftretend erhöhte Blutdruckwerte, die durch die Katecholaminsynthese oder die Sekretion stimulierende Medikamente wie Glukokortikoide bzw. Histamine, Opiate und Nikotin noch erhöht werden können. Auch Betablocker können die Symptomatik triggern und den Blutdruck paradoxerweise erhöhen. Entsprechend ist eine arterielle Hypertonie, die sich auf Betablockergabe verschlechtert, verdächtig auf ein Phäochromzytom oder ein Paragangliom [199]. Blässe ist bei Patienten mit einem aktiven Tumor oft häufiger als „Flushing", weil Noradrenalin – das dominante

Katecholamin – eine Vasokonstriktion verursacht. Des Weiteren können als Ausdruck der Katecholaminausschüttung erhöhte Blutzuckerspiegel und Gewichtsverlust auftreten. Auch werden eine vermehrte Schweißabsonderung und Angstzustände beschrieben. Andere Patienten hingegen bleiben asymptomatisch [200]. Die häufigsten Symptome werden in der angelsächsischen Literatur auch als „5P" bezeichnet.

Merke

Häufigste Symptome eines aktiven Phäochromozytoms/Paraganglioms („5P")
- **p**aroxsysmale Hypertonie
- **P**alpitation
- **P**erspiration
- Blässe (**P**allor)
- **p**ochende/hämmernde Kopfschmerzen („pounding headache")

Screening und Diagnostik

Aufgrund des klinischen „Mimikry" ist das Erkennen eines aktives Phäochromozytoms oder Paraganglioms schwierig. Weil die aktiven Tumoren aber gefährlich und die ersten Diagnoseschritte relativ einfach sind, sollte in folgenden Situationen ein **Screening** einleitet werden:
- hinweisende Symptome
- therapieresistente Hypertonie und typische Symptome
- familiäre Prädisposition
- Vorliegen eines assoziierten Syndroms (z. B. Neurofibromatose)
- Raumforderungen der Nebenniere

Um die Diagnose eines Phäochromozytoms oder Paraganglioms zu stellen, sollten zunächst biochemische Tests durchgeführt werden, die das Ausmaß der autonomen Hypersekretion der Katecholamine und Metanephrine nachweisen. Als erstes Screening eignet sich aufgrund der hohen Spezifität von bis zu 98 % und der relativ hohen Sensitivität die Bestimmung der **Metanephrinmenge** im Plasma (Tabelle 3-7) [201]. Ergänzend können die fraktionierten und plasmafreien Metanephrine im 24-Stunden-Urin gesucht werden, insbesondere bei kontinuierlich aktiven Tumoren. Bei nicht kontinuierlicher Sekretion ist die Bestimmung der Katecholamine und Metanephrine in einem Anfallsurin hilfreich. Sowohl im Plasma als auch im Urin sind **Katecholamine** häufig falsch positiv, weil bereits eine minimale Stimulation den Adrenalinspiegel ansteigen lässt. Daher werden diese Tests nicht routinemäßig zum Screening empfohlen – es sei denn, die Patienten sind Träger einer SDHx-Mutation, die oft zu einem vorwiegend dopaminproduzierenden Tumor führt [202]. Wichtig für den Test ist es, vorher die aktuelle Medikation des Patienten zu überprüfen, die genaue Sammelzeit zu kennen und die Proben kühl und lichtgeschützt zu lagern. Verschiedene Pharmaka (trizyklische Antidepressiva, nicht selektive Betablocker und Alphablocker, Levodopa u. a.) beeinflussen die Katecholamin- und/oder Metanephrinsekretion und können die Analytik verfälschen. Daher sollten die Medikamente 10–14 Tage vor den Tests abgesetzt werden [203]. Sollte dies aus klinischen Gründen nicht möglich sein, ist stattdessen eine Bildgebung indiziert.

Auch wenn man positive biochemische Testergebnisse erhält, ist eine **radiologische oder nuklearmedizinische Untersuchung** der nächste Schritt (Tabelle 3-7).

Dabei können die abdominale und pelvine CT oder MRT wertvolle Hinweise zur Tumorlokalisation liefern, da ca. 75 % der Tumoren in der Nebenniere anzutreffen sind. Bei einem vermuteten parasympathischen Paragangliom ist die Bildgebung – unabhängig von biochemischen Testergebnissen – sinnvoll, weil diese Tumoren selten sekretorisch sind. Im Fall eines metastasierten Tumors eignet sich die ^{123}I-Metajodobenzylguanidin-Szintigrafie (MIBG-Szinitgrafie) einerseits zur Lokalisierung als auch andererseits zur Abklärung einer möglichen ^{131}I-MIBG-basierten Therapie, wobei die Leitlinien der Society of Endocrinology aktuell aufgrund einer höheren Sensitivität die Untersuchung mittels ^{18}F-Fluoro-Deoxyglucose-PET empfehlen [201].

Für das **genetische Screening** ist wichtig, dass die meisten Phäochromozytome und Paragangliome sporadischer Natur sind. Bis zu 40 % der Tumoren basieren auf einer Mutation in einem „Susceptibility Gen" [204, 205]. Sie können aber auch im Rahmen eines Syndroms auftreten, z. B.

- der autosomal dominant vererbten Neurofibromatose Typ 1 mit Mutationen im *NF1*-Gen,
- der ebenfalls autosomal dominant vererbten Von-Hippel-Lindau-Erkrankung, die auf Mutationen im *VHL*-Gen basiert,
- des hereditären Paranglioma-Syndroms oder auch
- einer multiplen endokrinen Neoplasie 2 (MEN2), bei der Mutationen im *RET*-Gen Ursache der Erkrankung sind.

Genetische Tests sollten eingeleitet werden, wenn es zu einer typischen Symptomatik kommt, die Patienten jünger als 40 Jahre sind oder die Familienanamnese für Nebennierentumoren, Schilddrüsentumoren oder zerebrale Blutungen positiv ist. Auch wenn andere Erkrankungen wie ein medulläres Schilddrüsenkarzinom oder ein primärer Hyperparathyreoidismus assoziiert sind, sollten genetische Tests in Erwägung gezogen werden. Da inzwischen bei vielen Tumoren neben der Genmutation auch der entsprechende Phänotyp bekannt ist [204,

Tabelle 3–7: Screening zur Identifizierung eines aktiven katecholamin- oder metanephrinproduzierenden Tumors.

Maßnahme	Details
Bestimmung der Metanephrine im Plasma	- im Anfallsurin - im 24-Stunden-Sammelurin
Bestimmung der Katecholamine bei bekannter Mutation für katecholaminproduzierende Tumoren	- im Plasma - im Anfallsurin - im 24-Stunden-Sammelurin
Bildgebung zur Tumorlokalisation	- Computertomografie - Magnetresonanztomografie - ^{123}I-MIBG-Szinitgrafie - ^{18}F-FDG-PET

205], kann ein Screening aufgrund der klinischen Präsentation, der Familienanamnese, des Musters der Katecholaminproduktion und der immunhistochemischen Charakteristika des Tumors gezielt durchgeführt und frühzeitig die entsprechende Therapie eingeleitet werden. Auch den Angehörigen sollte eine genetische Beratung und Testung angeboten werden, um ggf. frühzeitig intervenieren zu können.

Therapie

Die Therapie der Wahl ist die **Resektion des Tumors**. Besonders kritisch ist dabei das perioperative Vorgehen, weil perioperative Katecholaminexzesse möglich sind, die mit einem signifikanten Anstieg der Mortalität und Morbidität einhergehen. Zur Vermeidung hypertensiver Krisen sollten die Patienten präoperativ mit einem Alphablocker behandelt werden [206, 207]. Bei Tachykardie kann nach der vollständigen Aplphablockade zusätzlich ein Betablocker vorsichtig eingesetzt werden. Im Fall einer Metastasierung stehen eine Therapie mit ^{131}I-MIBG und/oder eine Bestrahlung sowie Multikinaseinhibitoren zur Verfügung.

Hypertonie durch Pharmaka

Viele Pharmaka können zu einer Blutdrucksteigerung und/oder Therapieresistenz führen. Daher ist zur Behandlung einer arteriellen Hypertonie eine exakte Medikamentenanamnese wichtig. Insbesondere sollte man auch nach nicht rezeptpflichtigen Medikamenten oder Substanzen fragen – zumal viele Pharmaka – wie gewichtsreduzierende Mittel oder Kräutermischungen – mittlerweile im Internet bestellt werden können. Diese enthalten oft Ephedra-Alkaloide, die den Blutdruck erhöhen und kardiovaskuläre und zerebrale Ereignisse provozieren können [208]. Auch ein übermäßiger Alkoholkonsum kann eine Hypertonie auslösen, sodass der Alkoholkonsum in der Anamnese unbedingt thematisiert werden sollte (Kap. 2.3.1). Bei jungen Frauen sollte zudem immer nach einer oralen Kontrazeption mit einem Östrogen oder Progesteron gefragt werden. Häufig sind auch nicht steroidale Antiphlogistika (NSAI) und Antirheumatika (NSAR), insbesondere bei älteren Menschen, verantwortlich für erhöhte Blutdruckwerte. Weitere mögliche Ursachen einer arteriellen Hypertonie können Psychopharmaka oder Immunsuppressiva sein oder auch Medikamente, die in das „vascular-endothelial-growth-factor-signaling" eingreifen. Einige wichtige Medikamentenklassen und ihre Wirkung auf das kardiovaskuläre System und den Blutdruck sind in Tabelle 3–8 zusammengefasst.

Nicht steroidale Antiphlogistika und Antirheumatika

Nicht steroidale Antiphlogistika (NSAI) und Antirheumatika (NSAR) sind nicht selten Ursache einer sekundären Hypertonie. Sie erhöhen den mittleren Blutdruck – über einen nicht vollständig geklärten Mechanismus – signifikant um 5 mmHg [209]. Postuliert wird eine durch die Inhibierung der renalen Prostaglandin-E_2- und Prostaglandin-I_2-Produktion und erhöhter renaler Endothelin-1-Synthese vermehrte Salz- und Wasserretention sowie renovaskuläre Vasokonstriktion [210]. Zudem schwächen NSAI und NSAR die Wirkung einiger Antihypertensiva [211, 212], sodass bei einer scheinba-

Tabelle 3–8: Hypertonie-induzierende Pharmaka und ihre Effekte (nach [210]). *(Fortsetzung n. Seite)*

Substanzen/Medikamente	Dosisab-hängigkeit	Effekt/Mechanismus
Onkologische Substanzen		
Bevacizumab		inhibierende Wirkung auf das „vascular-endothelial-growth-factor-signaling"
Sorafenib		
Sunitinib		
Alkylanzien		
Paclitaxel		
NSAI und NSRA		
nicht steroidale Antiphlogistika (NSAI)	+	Volumenretention, Aktivierung des Renin-Angiotensin-Systems
nicht steroidale Antirheumatika (NSAR)		
Psychiatrische Medikamente		
Clozapin		meist Sympathikusaktivierung, Venlafaxin noradrenalin-abhängig
Venlafaxin	> 300 mg/d	
MAO-Inhibitoren		
trizyklische Antidepressiva		
Buspiron	+	
Carbamazepin		
Thioridazinhydrochlorid	+	
Lithium	+	
Steroide		
	+	Volumenretention, Aktivierung des Renin-Angiotensin-Systems
Mineralkortikoide/Lakritz		
	+	Suppression von Plasma-Renin-Aktivität und Aldosteronspiegel, Hypokaliämie
Sexualhormone		
Estrogene/Progesteron	+	Volumenretention, Aktivierung des Renin-Angiotensin-Systems
Androgene, Danazol		

Substanzen/Medikamente	Dosisab-hängigkeit	Effekt/Mechanismus
Immunsuppressiva		
Ciclosporin A	+	nephrotoxisch bedingt, Vasokonstriktion, renale Natriumretention
Tacrolimus		
Rapamycin		
Highly active antiretroviral therapy (HAART)		
	+	multifaktorielle Mechanismen
Kokain und Koffein		
		Sympathikusaktivierung
Antiemetika		
Metoclopramid		Sympathikusaktivierung (*Cave:* Katecholaminfreisetzung bei Phäochromozytomen)
Alizaprid		
Prochlorperazin		

ren Therapieresistenz unter einer bestehenden antihypertensiven Medikation mit einem ACE-Hemmer, Diuretikum und/oder Betablocker die gleichzeitige Einnahme von NSAI oder NSAR erfragt und wenn möglich beendet werden sollte. Muss die Therapie mit einem NSAI oder NSAR weitergeführt werden, kann man einen Kalziumantagonisten zur Blutdrucksenkung einsetzen, da dieser nicht interferiert.

Angiogenese-Inhibitoren

Medikamente dieser neueren Stoffklasse werden in den letzten Jahren zunehmend zur Behandlung solider Tumoren verwendet. Sie hemmen die für das Tumorwachstum und die Metastasenentwicklung nötige Angioneogenese, indem sie den VEGF-Signaltransduktionsweg (VEGF = „vascular endothelial growth factor") blockieren – entweder durch monoklonale Antikörper gegen VEGF (wie Bevacizumab) oder durch Inhibitoren der durch VEGF stimulierten Tyrosinkinase (wie Sorafenib, Sunitinib, Pazopanib). Als unerwünschte Wirkungen können neben einer arteriellen Hypertonie (die möglicherweise sogar Marker der Antitumoreffizienz von z. B. Bevacizumab ist [213]) eine myokardiale Ischämie und Herzinsuffizienz sowie Thrombosen oder auch zerebrale und intestinale Hämorrhagien, Nierenversagen sowie Hautveränderungen auftreten. Die teilweise sehr schweren Hypertonien werden ausgelöst durch Verminderung der NO-Produktion, Verlust von antioxidativen Prozessen und Aktivierung des Endothelin-1-Systems [210, 214, 215].

Merke

Da es unter einer Therapie mit Angiogene-se-Inhibitoren zu einem massiven Blut-druckanstieg kommen kann, ist eine opti-male Blutdruckeinstellung und Kontrolle bereits vor Beginn der Medikation anzu-streben.

Nach Beginn der Therapie mit einem Angiogenese-Inhibitor sollten die Blut-druckwerte während des ersten Zyklus wöchentlich kontrolliert werden. An-schließend kann man die Kontrollabstän-de, sofern die Blutdruckwerte stabil sind, auf 2–3 Wochen verlängern [216]. Sollte sich jedoch eine schwere symptomatische oder schwierig oder nicht kontrollierbare Hypertonie entwickeln, muss man die Therapie ggf. unterbrechen [217]. Sie kann – ggf. in einer niedrigeren Dosierung – wie-der aufgenommen werden, sobald sich die Werte im Zielbereich befinden [216]. Zur Behandlung der arteriellen Hypertonie unter Angiogenese-Inhibitoren werden aktuell als First-Line-Medikation ACE-Hemmer oder Kalziumkanalblocker emp-fohlen [218]. In Anbetracht der zugrunde liegenden pathophysiologischen Mecha-nismen können auch Nitrate oder Phos-phodiesterasehemmer eingesetzt werden.

Orale Kontrazeption

Laut einigen Studien entwickeln etwa 5 % der Frauen unter hormoneller Antikon-zeption eine Hypertonie. Diese Beobach-tungen wurden allerdings zu einer Zeit durchgeführt, in welcher die „Pille" einen höheren Östrogenanteil aufwies als heute. Kontrazeptiva mit einem Östrogengehalt von 30 µg und weniger und einem Proges-terongehalt von 1 g und weniger können als relativ sicher eingestuft werden [43].

Kontrazeptiva, die auf Progesteron basie-ren, scheinen gar keinen Einfluss auf den Blutdruck zu haben [219].

Ob eine hormonelle Kontrazeption das Risiko eines Myokardinfarkts beeinflusst, ist nicht eindeutig geklärt. Bei Kontrazep-tiva mit niedrigem Östrogen und auf Pro-gesteron basierenden Kontrazeptiva (der 2. und 3. Generation) scheint das Risiko eher nicht erhöht zu sein. Allerdings ha-ben hypertone Frauen unter hormoneller Antikonzeption ein höheres Myokardin-farktrisiko als hypertone Frauen ohne [220]. Zudem ist generell auf das erhöhte Risiko thrombotischer Komplikationen zu achten [221].

3.4.5 Maligne Hypertonie, hypertensive Notfälle und Gefahrensituationen

Definition

Als **maligne Hypertonie** bezeichnete man früher meist massive Blutdruckerhö-hungen, die mit einem klinisch relevanten Endorganschaden einhergingen (s.u., aku-te Endorganschäden). Die Prognose der manifesten malignen Hypertonie war in den 50er Jahren des letzten Jahrhunderts noch außerordentlich schlecht: Die Mor-talität betrug 80 % [222]. Durch den Ein-satz einer modernen antihypertensiven Therapie konnte die Prognose inzwischen jedoch deutlich verbessert werden [223].

Als **hypertensive Notfälle** („hyper-tensive emergencies") werden Patienten behandelt, die gemäß der aktuellen ESH- und ESC-Leitlinien Blutdruckerhöhun-gen systolisch von mehr als 180 mmHg oder diastolische Werte von mehr als 120 mmHg aufweisen und bei denen ein akuter Endorganschaden droht, bevorsteht, vorhanden ist oder gar zunimmt [2]. Hier sind insbesondere das Herz, die Nieren, das Gehirn und die Retina betroffen. Klinisch äußern sich diese Schäden in neurologischen Veränderungen, hypertensiver Enzephalopathie, intrakraniellen Hämorrhagien, zerebralen Infarkten oder auch einem akuten kardialen linksventrikulären Versagen, Lungenödemen, Aortendissektionen, Nierenversagen und Eklampsie. Leitsymptome eines hypertensiven Notfalls können dabei Kopfschmerzen, fokal neurologische Defizite, Dyspnoe oder Thoraxschmerzen sein.

Isoliert massiv erhöhte Blutdruckwerte ohne manifesten oder drohenden Endorganschaden hingegen werden als **hypertensive Gefahrensituation** („hypertensive urgencies") bezeichnet.

Insofern ist im Hinblick auf eine Therapie weniger die Höhe des Blutdrucks entscheidend als vielmehr die Frage, ob akute Endorganschäden drohen oder bereits vorhanden sind. Entsprechend schnell muss man beurteilen, ob ein Endorganschaden vorliegt oder droht.

> **Merke**
>
> Bei einer hypertensiven Gefahrensituation kann eine vorsichtige antihypertensive Therapie oft ambulant eingeleitet werden, bei manifestem oder drohendem Endorganschaden, also einer malignen Hypertonie oder hypertensiven Notfallsituation, ist eine rasche Blutdrucksenkung im stationären Setting erforderlich.

Risikofaktoren

Als potenzielle Risikofaktoren einer malignen Hypertonie oder einer hypertensiven Notfall- oder Gefahrensituation konn-

ten weibliches Geschlecht, Übergewicht, eine bereits vorliegende hypertensive oder auch koronare Herzerkrankung und eine somatoforme Störung identifiziert werden [224]. Ferner sind eine antihypertensive Polypharmazie und Mal-Compliance wichtige Faktoren. So waren z.B. eine somatoforme Erkrankung und eine hohe Anzahl an antihypertensiven Medikamenten signifikant mit einer fehlenden Adhärenz assoziiert [224]. Des Weiteren sind neben Nierenerkrankungen zerebrovaskuläre Ereignisse und Drogenabusus (Kokainabusus) wichtige Risikofaktoren.

Pathophysiologie

Die Mechanismen, wie maligne Hypertonien oder hypertensive Notfall- oder Gefahrensituationen ausgelöst werden, sind nicht genau bekannt. Es werden viele verschiedene Trigger vermutet, z.B. eine temporäre Dysfunktion des Baroreflexes, die Freisetzung vasoaktiver Substanzen wie ACTH, Kortisol und Adrenalin als Stress-Response oder auch die Freisetzung von Noradrenalin aufgrund von Organ- oder Gewebedysfunktion [225]. Eine akute Blutdrucksteigerung kann die Autoregulation der Organperfusion beeinträchtigen. Dies ist besonders bei bisher normotonen Personen, bei nur leichter Hypertonie, bei Kindern und während der Schwangerschaft von Bedeutung. Wird die bereits gestörte „autoregulatorische Kapazität" eines Patienten durch eine zu abrupte oder zu starke Blutdrucksenkung weiter beeinträchtigt, kann sich die Gewebeperfusion weiter verschlechtern. Entsprechend ist das Ziel der Blutdrucktherapie nicht nur die Blutdruckkontrolle, sondern primär die Verringerung des Endorganschadens.

Diagnostik eines drohenden oder manifesten Endorganschadens

Da nicht immer eine klare Korrelation zwischen Symptomen und Endorganschaden ersichtlich ist oder sogar ganz fehlen kann [226], sollte man bei Patienten mit entsprechend erhöhten Blutdruckwerten ein Screening zum Ausschluss eines manifesten oder drohenden Organschadens durchführen. Die diagnostischen Schritte sind in Tabelle 3-9 aufgeführt.

Therapie der malignen Hypertonie und des hypertensiven Notfalls

Für die Blutdrucksenkung gelten die folgenden **Grundsätze**:
- Je nach Organbeteiligung – z. B. bei der Aortendissektion oder bei einem Lungenödem – muss der Blutdruck rasch und unmittelbar gesenkt werden.
- Bei einer Hirnblutung kann ein stark erhöhter Blutdruck die Blutung verstärken und damit das Areal der Blutung vergrößern, was die Prognose verschlechtert. Deshalb soll der Blutdruck bei einer intrazerebralen Hämorrhagie in den ersten 3–6 Stunden gesenkt werden [29].
- Bei einer Blutung führt eine Blutdrucksenkung nicht zu einer Ischämie im Gewebe rund um das Hämatom [227].
- Bei einer subarachnoidalen Blutung aufgrund der Ruptur eines Aneurysmas muss der Blutdruck unter 150 mmHg liegen, um eine erneute Ruptur des Aneurysmas zu vermeiden.
- Bei einem akuten zerebralen Ereignis mit Stroke sollte der Blutdruck nur sehr vorsichtig und langsam gesenkt werden – und der systolische Druck 160 mmHg nicht unterschreiten [228].

Tabelle 3–9: Notfallmäßige diagnostische Schritte zum Nachweis eines manifesten oder drohenden hypertoniebedingten Endorganschadens.

Untersuchung	Hinweise auf
• klinische neurologische Untersuchung • CT-Schädel (bei neurologischen Defiziten, schweren neuartigen Kopfschmerzen, Erbrechen)	Blutung/Ischämie/Hirnödem
• Elektrolyte, Kreatinin, GFR • Urinanalyse	Niereninsuffizienz
• Serumkalium	Hyperaldosteronismus
• kardiopulmonale Auskultation • Röntgen-Thorax, proBNP	Lungenödem, kardiale Dekompensation
• EKG • kardiale Biomarker (Kreatinkinase, Troponin T)	akutes Koronarsyndrom
• Blutdruck- und Pulsmessung beidseits • bei Blutdruckdifferenz und/oder Verdacht auf Aortendissektion: CT-Thorax	Aortendissektion, Aneurysma

Ansonsten ist eine Blutdruckreduktion von > 25 % des Ausganswertes in den ersten 1–2 Stunden anzustreben und der Blutdruck anschließend langsam weiter zu senken [2].

Dabei kommen insbesondere in der akuten Phase der malignen Hypertonie intravenös applizierbare Substanzen zum Einsatz. **Medikamente**, die therapeutisch eingesetzt werden können, sind in Tabelle 3-10 zusammengefasst, wobei aktuell in den ESC-Leitlinien vor allem der Einsatz von Glyceroltrinitrat, Nitroprussid, Labetalol und Furosemid empfohlen wird. Welches Medikament tatsächlich eingesetzt wird, sollte im Hinblick auf das bereits betroffene Organ bzw. den drohenden Endorganschaden festgelegt werden und basiert mehrheitlich auf Erfahrungswerten und nicht auf randomisierten Studien

Tabelle 3–10: Therapeutische Substanzen zur intravenösen Blutdrucksenkung bei Hypertonie mit Endorganschaden.

Substanz	Dosis	Wirkeintritt (Minuten)	Wirkdauer	Unerwünschte Wirkungen
Glyceroltri- nitrat	5–200 µg/min	1–3	entspricht ungefähr der Infusions- dauer	Kopfschmerz, Erbrechen, Kreislauf- dysregulation
Nitro- prussid	0,25–10 µg/kgKG/ min	unmittelbar	3–4 min nach Ende der Infusion	Nausea, Erbrechen, Schwitzen, Thiocyonat- und Zyanidintoxikation
Labetalol	50 mg über 1–3 min, bei Bedarf Wieder_ holung nach 30 min	5	6 Stunden	Erbrechen, Kopfhautkribbeln, Brennen im Rachen, Schwindel, Nausea, AV-Block, Leberschädigung
Esmolol	500 µg/kgKG/min für 1 min, dann 50 µg/ kgKG/min für 5 min; ggf. Wiederholen mit Steigerung der zwei- ten Dosis auf 100 µg/ kgKG/min für 5 min	5	ca. 30 min (nach 5 min Erreichen des „Steady- State-Blut- spiegels")	Hypotonie, Nausea
Urapidil	10–50 mg langsam verabreichen, ggf. wiederholen	2–5	HWZ 2,5 h	Schwindel, Kopfschmerzen, Nausea, Hypotonie
Phento- lamin	5–15 mg i.v.	1–2	3–10	Tachykardie, Flush, Kopfschmerzen

Tabelle 3–11: Für Endorganschäden spezifische Therapie zur Senkung hypertensiver Blutdruckwerte.

Endorganschaden	Substanz	Mechanismus
Lungenödem/ akute kardiale Dekompensation	Glyceroltrinitrat, Nitroprussid	Vor- und Nachlastsenkung
	Furosemid	forcierte Diurese
Myokardischämie/ Myokardinfarkt	Glyceroltrinitrat	Vorlastsenkung, Verbesserung der koronaren Perfusion
ischämischer Stroke	Labetalol, Urapidil	α- und β-Blockade, α_1-Rezeptorhemmung, zentrale Modulation der Aktivität der Kreislaufregulationszentren (keine reflektorische Sympathikusaktivierung, keine zerebrale Blutdrucksenkung, keine Erhöhung des intrakraniellen Drucks)
	Glyceroltrinitrat dermal	vorsichtige Blutdrucksenkung
Aortendissektion	Esmolol, alternativ Labetalol	Verminderung des Shear-Stresses und der Spannung auf die Gefäßwand, Senkung der Herzfrequenz
Phäochromozytom, Kokainintoxikation	Phentolamin	α-adrenerge Inhibition
Eklampsie	Labetalol	α- und β-Blockade

[229, 230]. Tabelle 3-11 gibt diesbezüglich eine Übersicht. Die Patienten sollten während der intravenösen Therapie engmaschig am Monitor überwacht werden.

3.4.6 Perioperative Hypertonie

Ein erhöhter Blutdruck ist das häufigste perioperative internistische Problem. Trotz der Häufigkeit gibt es keine allgemein akzeptierten Richtlinien. Aufgrund der modernen Anästhesietechnik und der guten perioperativen Betreuung ist eine unkontrollierte Hypertonie „nur" ein „minor risk factor" für ein erhöhtes perioperatives kardiovaskuläres Risiko. Notfalloperationen hingegen können entsprechend immer – unabhängig vom Blutdruck – durchgeführt werden. Elektive Operationen müssen wegen einer präoperativen Hypertonie nicht zwingend verschoben werden [231]. Dank der Fortschritte in der Anästhesie kann der Blutdruck intraoperativ meist gut kontrolliert werden. Trotzdem sollte versucht werden, den Blutdruck so gut wie möglich einzustellen. Auch ein zu niedriger Blutdruck kann perioperativ ein Risiko darstellen.

Präoperative Hypertonie

Oft werden erstmals präoperativ erhöhte Blutdruckwerte gemessen. Hier muss man unterscheiden, ob wirklich eine Hypertonie vorliegt oder ob die Blutdruckerhöhung mit der Stressreaktion oder mit Schmerzen oder anderen Symptomen wie Dyspnoe, Hypoxie oder Hyperkapnie zu erklären ist. Allgemein sollte man versuchen, die Hypertonie abzuklären und die Patienten möglichst gut vor der Operation einzustellen (Abbildung 3-5).

Patienten mit essenzieller arterieller Hypertonie neigen zu gehäuften perioperativen Blutdruckspitzen und damit verbundenen Blutdruckabfällen. Diese Blutdruckinstabilität kann selbst bei Fehlen wesentlicher epikardialer Koronarstenosen subendokardiale Ischämien und Rhythmusstörungen hervorrufen. Patienten mit schlecht kontrolliertem Blutdruck haben perioperativ ein erhöhtes Risiko für Blutdruckinstabilitäten, Herzrhythmusstörungen, Myokardischämie und infarkt, Herzinsuffizienz, neurologische Komplikationen und Niereninsuffizienz [233]. Ein bekannter hoher Blutdruck sollte in den Wochen vor einer Wahloperation langsam gesenkt werden.

Hypertonie am Operationstag

Generell sollte man die Änderung des Medikationsschemas präoperativ mit dem Anästhesieteam absprechen. Eine etablierte Therapie mit Betablockern oder Clonidin sollte weitergeführt werden, um ein Reboundhypertonie oder Tachykardie zu vermeiden [2]. Diuretika hingegen sollten am Operationstag selbst pausiert werden, da es möglicherweise zu unerwünschten Interaktionen durch eine operativ bedingte Hypovolämie kommen kann. Auch ACE-Hemmer und Angiotensin-II-Rezeptorenblocker können das Risiko einer perioperativen Hypotonie bei relevantem Flüssigkeitsverlust potenzieren und sollten erst nach sicherer Repletion wieder eingesetzt werden.

Postoperative Hypertonie

Gründe für eine isolierte postoperative Hypertonie sind Schmerzen, Aufwachreaktion, Intubation, CO_2-Anstieg, Hypothermie und Frieren, Überwässerung oder Hypoxie. Während der Hospitalisation gegebene Betablocker konnten die postoperative Mortalität und Häufigkeit kardiovaskulärer Zwischenfälle bei Patienten mit koronarer Herzkrankheit oder mit KHK-Risiko, die sich einer nicht kardialen Operation unterziehen mussten, senken [234]. Insgesamt sind die Daten aus verschiedenen Studien jedoch uneinheitlich, sodass der anfängliche Enthusiasmus für perioperativ gegebene Betablocker abgeflaut ist. Ihr Einsatz sollte mit dem Anästhesisten abgesprochen werden.

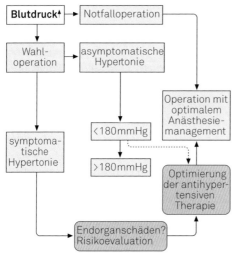

Abbildung 3–5: Vorgehen bei perioperativer Hypertonie [232].

4 Antihypertensive Therapie

4.1 Blutdruckzielwerte

Für den präventiven Effekt einer Therapie ist das Ausmaß der Blutdrucksenkung wichtig. Grundsätzlich gilt ein Zielwert von 140/90 mmHg (Tabelle 4–1) [2]. Allerdings werden die Blutdruckzielwerte für einige Patientengruppen aufgrund von Studien immer wieder neu diskutiert.

> **Merke**
>
> Grundsätzlich sollte der Blutdruck auf Werte unter 140/90 mmHg gesenkt werden.

In früheren Therapieempfehlungen wurden niedrigere Blutdruckzielwerte in **Risikopopulationen** empfohlen, die allerdings nicht auf großen Studien beruhten und in den neuen Leitlinien wieder verlassen wurden. Insbesondere beim Diabetes mellitus ist keine aggressive Blutdrucksenkung nach dem Motto „je niedriger, desto besser" anzustreben. In der AC-CORD-Studie profitierten die Patienten von einer Blutdrucksenkung auf 130–140 mmHg, während sich negative Effekte ergaben, wenn der Blutdruck auf Werte unter 130 mmHg gesenkt wurde, wie das in früheren Leitlinien empfohlen wurde. Bei Patienten mit einem Blutdruck von unter 120 mmHg war die Rate an diversen Nebenwirkungen und negativem Outcome beinahe 3-mal höher als bei Patienten mit einem Blutdruck von unter 130 mmHg [13]. Speziell für Diabetiker wurden die Zielwerte angepasst: Für Diabetiker ohne Nephropathie wird ein Grenzwert von 140/85 mmHg empfohlen, für Diabetiker mit Proteinurie ein Grenzwert von 130 mmHg, wenn der Patient die Therapie verträgt [2, 235]. Multimorbidität, fortgeschrittenes Alter, Medikamenteninteraktionen und vaskuläre Endorganschäden können die individuelle Wahl des Zielwertes beeinflussen [235].

Ob die Blutdruckzielwerte nicht doch niedriger angesetzt werden müssen, wurde nach der SPRINT-Studie (SPRINT = „systolic blood pressure intervention trial") [14] und der Hope-Studie [16] erneut diskutiert:

- Bei der SPRINT-Studie als einer der bisher größten Studien wurden 9300 Patienten mit erhöhtem kardiovaskulärem Risiko eingeschlossen. Diabetiker und Patienten nach Schlaganfall waren jedoch ausgeschlossen. Mit einer intensivierten antihypertensiven Therapie mit einem Zielwert von 120 mmHg statt 140 mmHg konnten die Herz-Kreislauf-Ereignisse wie Herzinfarkt oder Hirnschlag um 30 % verringert werden. Die Verbesserung des kardiovaskulären Risikos wurde aber mit einer Zunahme von Nebenwirkungen erkauft. Müdigkeit und verminderte Leistungsfähigkeit verschlechterten die Lebensqualität, zudem kam es auch zu gefährlichen Nebenwirkungen wie Hypotonie, Schwindel, akutem Nierenschaden und Elektrolytabnormitäten.

- Die Hope-Studie an 12.705 Patienten konnte dagegen keinen Vorteil einer aggressiveren Blutdrucksenkung zeigen – außer bei Patienten mit einem erhöhten systolischen Blutdruck [16].

Bei einer **Niereninsuffizienz** gilt – unabhängig von einem Diabetes mellitus – primär die konsequente Umsetzung eines Zielblutdruckwertes von unter 140/90 mmHg – und im Fall einer Proteinurie auf Werte unter 130/80 mmHg. Den Blutdruck noch weiter zu senken, systolisch von 140 mmHg auf 120 mmHg und diastolisch von 80 mmHg auf 70 mmHg, hat nur einen geringen Zusatznutzen [12, 235].

> **Merke**
>
> Eine intensive Behandlung des Blutdrucks mit Zielwerten unter 120 mmHg (im Vergleich zu Zielwerten unter 140 mmHg) reduziert zwar die Folgeerkrankungen der Hypertonie, allerdings zum Preis einer Zunahme nicht harmloser Nebenwirkungen.

Im **Alter** sollte der Zielwert je nach mentalem und körperlichem Gesundheitszustand individuell im Gesamtkontext beurteilt werden (Tabelle 4-1).

Diastolische Werte sollten grundsätzlich 90 mmHg nicht überschreiten. Bei Diabetikern ist ein diastolischer Blutdruck von 80-85 mmHg wünschenswert, wenn die Patienten diesen gut tolerieren [236]. Generell ist bei Patienten mit erheblichem kardiovaskulärem Risiko („high risk") ein Zielwert von 80 mmHg anzustreben (Tabelle 4-1).

Tabelle 4–1: Aktuell empfohlene anzustrebende Blutdruckwerte (nach [2]).

Systolische Blutdruckzielwerte	Diastolische Blutdruckzielwerte
<ul><li>< 140 mmHg für alle Patienten mit<ul><li>niedrigem bis mäßigem Risiko (gemäß Risikoeinschätzung)</li><li>Diabetes</li><li>TIA oder Apoplexie</li><li>koronarer Herzkrankheit</li><li>diabetischer und nicht diabetischer Nephropathie</li></ul></li><li>im Alter bei Patienten < 80 Jahre<ul><li>140–150 mmHg, sofern körperlich und mental in einem guten Gesundheitszustand</li><li>sehr fit: ggf. Zielwert von < 140 mmHg anstreben</li><li>nicht fit: Zielwerte individuell im Gesamtkontext festlegen</li></ul></li></ul>	<ul><li>generell: < 90 mmHg für alle Patienten</li><li>„high-risk"-Patienten: < 80 mmHg</li><li>Diabetiker: 80–85 mmHg</li></ul>

Eine deutliche Übermorbidität und mortalität besteht in vielen verschiedenen Studien bei Behandlung auf diastolische Blutdruckwerte unter 65 mmHg [237].

4.2 Nicht medikamentöse Therapie der arteriellen Hypertonie – Änderung des Lebensstils

Die Therapie erhöhter Blutdruckwerte richtet sich nach dem Schweregrad der Hypertonie (Tabelle 1–2). Eine wichtige Rolle spielen dabei außerdem kardiovaskuläre Risikofaktoren, Endorganschäden und Komorbiditäten. Das individuelle Risiko jedes Patienten sollte vor Beginn einer Therapie beurteilt und der Patient individuell beraten werden. Dazu kann Tabelle 4–2 zur Hilfestellung herangezogen werden.

Die nicht medikamentösen Maßnahmen vermindern das globale Risikoprofil durch Modulation diverser Risikofaktoren [238, 239], z.B. einer Dyslipidämie oder der Adipositas. Lifestyle-Maßnahmen sollten auch empfohlen werden, wenn eine medikamentöse Therapie durchgeführt wird. Damit können die Anzahl und die Dosis antihypertensiver Medikamente reduziert werden [240].

4.2.1 Gewichtsreduktion

In epidemiologischen Studien korrelierte der Body Mass Index (kg/m^2) direkt mit den Blutdruckwerten. Vor allem eine abdominale Fettkonzentration ist mit einem erhöhten kardiovaskulären Risiko verbunden. Um dieses Risiko zu beurteilen, kann deshalb statt des Body Mass Index der Bauchumfang gemessen werden. Er sollte bei Männern unter 102 cm und bei Frauen unter 88 cm betragen.

Eine Gewichtsreduktion führt zu einer geringeren sympathischen Aktivität und zu verminderter Natriumretention. Zwischen Gewichtsverlust und Blutdruckreduktion besteht eine Korrelation, unabhängig davon, ob diese durch eine Diät, eine medikamentöse Unterstützung mit Orlistat oder bariatrische Chirurgie erreicht wird.

Die Korrelation zwischen Adipositas und Mortalität schwächt sich mit dem Alter ab [241]. Reduktionsdiäten zur Verbesserung der Risikofaktoren werden daher bei älteren Patienten nicht mehr empfohlen, insbesondere, weil sie oft auch zu einem nicht beabsichtigten Muskelabbau mit entsprechenden Folgen führen.

Auch wenn der blutdrucksenkende Effekt einer Gewichtsreduktion für den einzelnen Patienten nicht vorausgesagt werden kann, verbessert sich das kardiovaskuläre Risiko durch Verminderung der Fettmasse. Entsprechend sollte eine Gewichtsreduktion bei übergewichtigen Patienten empfohlen werden (außer bei älteren Patienten; s.o.). Übergewichtige sprechen zudem schlechter auf Antihypertensiva an [242].

> **Merke**
>
> Ein Gewichtsverlust von ca. 5 kg entspricht etwa einer medikamentösen Monotherapie. Bereits eine sehr geringe Gewichtsabnahme kann einen messbaren Effekt auf den Blutdruck haben, insbesondere bei Patienten mit metabolischem Syndrom bzw. mit Insulinresistenz.

Tabelle 4–2: Einteilung des kardiovaskulären Risikos in 4 Kategorien (gering, mäßig, hoch und sehr hoch) [2].

Andere RF, asympto-matische Endorgan-schäden oder Krankheiten	Blutdruck (mmHg)			
	hochnormal sBD 130–139 dBD 85–89	Hypertonie Grad 1 sBD 140–159 dBD 90–99	Hypertonie Grad 2 sBD 160–179 dBD 100–109	Hypertonie Grad 3 sBD ≥ 180 dBD ≥ 110
keine anderen RF	keine Maßnahmen	Änderung des Lebensstils über mehrere Monate, anschließend Antihyperten-siva (Ziel: < 140/90 mmHg)	Änderung des Lebensstils über mehrere Monate, anschließend Antihyperten-siva (Ziel: < 140/90 mmHg)	Änderung des Lebensstils, sofort Antihy-pertensiva (Ziel: < 140/90 mmHg)
1–2 RF	Änderung des Lebensstils, keine medi-kamentösen Maßnahmen	Änderung des Lebensstils über mehrere Monate, anschließend Antihyperten-siva (Ziel: < 140/90 mmHg)	Änderung des Lebensstils über mehrere Monate, anschließend Antihyperten-siva (Ziel: < 140/90 mmHg)	Änderung des Lebensstils, sofort Anti-hypertensiva (Ziel: < 140/90 mmHg)
≥ 3 RF	Änderung des Lebensstils, keine medi-kamentösen Maßnahmen	Änderung des Lebensstils über mehrere Monate, anschließend Antihyperten-siva (Ziel: < 140/90 mmHg)	Änderung des Lebensstils, Antihyperten-siva (Ziel: < 140/90 mmHg)	Änderung des Lebensstils, sofort Anti-hypertensiva (Ziel: < 140/90 mmHg)
Endorgan-schaden, CNI (Grad 3) oder DM	Änderung des Lebensstils, keine medi-kamentösen Maßnahmen	Änderung des Lebensstils, Antihyperten-siva (Ziel: < 140/90 mmHg)	Änderung des Lebensstils, Antihyperten-siva (Ziel: < 140/90 mmHg)	Änderung des Lebensstils, sofort Antihy-pertensiva (Ziel: < 140/90 mmHg)
symptomati-sche kardiovas-kuläre Erkran-kung, CNI (≥ Grad 4) oder DM mit Endor-ganschaden/RF	Änderung des Lebensstils, keine medi-kamentösen Maßnahmen	Änderung des Lebensstils, Antihyperten-siva (Ziel: < 140/90 mmHg)	Änderung des Lebensstils, Antihyperten-siva (Ziel: < 140/90 mmHg)	Änderung des Lebensstils, sofort Anti-hypertensiva (Ziel: < 140/90 mmHg)

RF = Risikofaktoren, sBD = systolischer Blutdruck, dBD = diastolischer Blutdruck, CNI = chronische Niereninsuffizienz, DM = Diabetes mellitus

Extreme Diäten können sich hingegen ungünstig auswirken. Da ein Gewichtsverlust leider oft nicht langfristig aufrechterhalten werden kann, ist evtl. schon die Stabilisierung des Körpergewichts ein realistisches Ziel [2]. Kombiniert man die Gewichtsabnahme mit körperlichem Training, wird meist eine bessere Blutdrucksenkung erreicht [243]. Gewichtsreduktion und Bewegung haben neben einer Reduktion des Blutdrucks auch einen positiven Effekt auf eine bestehende linksventrikuläre Hypertrophie [244].

4.2.2 Verringerung der Kochsalzzufuhr

Dass die Zufuhr von Kochsalz mit der Höhe des Blutdrucks korreliert, konnte in vielen epidemiologischen Studien gezeigt werden. Schon die Einnahme des Kochsalzes im Kindesalter spielt eine Rolle, da es einen „programmierenden Einfluss" auf den späteren Blutdruck hat [245]. Trotzdem kann eine Restriktion der Salzzufuhr, abhängig von der Höhe des Blutdrucks und der Verringerung der Salzmenge, den systolischen Blutdruck um 4–8 mmHg reduzieren [245].

Jedoch hat Kochsalz nicht bei allen Patienten den gleichen blutdrucksteigernden Effekt. Rund 30–50 % der Hypertoniker haben eine erhöhte **Salzsensitivität**. Das sind vor allem Übergewichtige und Insulinresistente, Niereninsuffiziente, Menschen schwarzer Hautfarbe und ältere Patienten. Diese profitieren auch stärker von einer Salzrestriktion [246].

Gemäß offiziellen Richtlinien sollte die Kochsalzzufuhr unter 5 g/d (Natrium oder Kochsalz) betragen. Dies ist für viele Patienten im Alltag nicht realistisch umzusetzen. Den Patienten sollte aber zumindest geraten werden, am Tisch nicht zu salzen und Fertigprodukte, die meist viel Salz enthalten, möglichst zu vermeiden.

4.2.3 Optimierung der Ernährungsmuster

Statt einer „Salzrestriktion" kann auch ein bestimmtes Ernährungsmuster empfohlen werden. Vegetarier haben durchschnittlich niedrigere Blutdruckwerte als Nichtvegetarier [247]. Aber auch eine nicht rein vegetarische vielseitige Diät, die sog. **DASH-Diät**, kann den systolischen und diastolischen Blutdruck senken [248]. Sie ist reich an Gemüsen, Früchten und normalen Kalziumquellen (z.B. kalziumhaltigen Mineralwassern oder Milchprodukten) und arm an gesättigten Fettsäuren. Noch besser ist die Kombination von DASH-Diät und körperlicher Aktivität [249].

Milchprodukte hatten in verschiedenen neueren Studien eine positive Wirkung auf den Blutdruck und die kardiovaskuläre Mortalität [250, 251, 252].

Koffein kann den Blutdruck akut geringfügig erhöhen. Ein chronischer Koffeinkonsum spielt bei der Entstehung einer Hypertonie praktisch nie eine Rolle, denn es entwickelt sich eine Tachyphylaxie [253].

4.2.4 Kontrolle der Alkoholzufuhr

Alkohol hat in größeren Mengen einen blutdrucksteigernden Effekt und erhöht das Risiko eines Schlaganfalls. Je nach Trinkmuster, Menge und Häufigkeit kann exzessiver Alkoholkonsum die Hauptursache für Hypertonie und Therapieresistenz sein [254]. Alkohol erhöht die Aktivität des sympathischen Nervensystems und stimuliert das Renin-Angiotensin-System [255]. Er kann die Wirkung von Antihypertensiva abschwächen, indem er die Absorption oder die Metabolisierung der Medikamente verändert [256].

Die Folgen eines leichten bis mäßigen Alkoholkonsums werden kontrovers beurteilt. Der protektive Einfluss auf kardiovaskuläre Events ist nachgewiesen. Einschränkend gilt dies aber nur für geringe Mengen zum Essen über die Woche verteilt und nicht für Binge-Trinken [253, 40]. So sind die empfohlenen Obergrenzen der Alkoholeinnahme bei Männern 2 Drinks am Tag (entsprechend 20–30 g/d) [2] und bei Frauen 1 Drink am Tag (entsprechend 10–20 g/d). Frauen sollten zudem nicht täglich Alkohol konsumieren.

4.2.5 Körperliche Aktivität

Körperliche Aktivität senkt das Risiko der Entstehung einer Hypertonie und kann bei Hypertonikern den Blutdruck senken. Nicht aktive Personen haben ein doppelt so hohes Mortalitätsrisiko wie aktive Personen [257]. Aerobe Aktivität scheint vor allem die Insulinsensitivität zu verbessern, während Krafttraining einen positiven Einfluss auf die Regulation der Vasokonstriktion hat [258]. Der Effekt körperlicher Aktivität ist stärker als man aufgrund der verbesserten Risikoparameter erwarten könnte [259].

Bei der Wirkung von körperlicher Aktivität muss man zwischen kurz- und langfristigem Effekt unterscheiden. Während der Belastung steigt der Blutdruck an – unter dynamischer Belastung weniger stark als bei isometrischen Übungen. Beim Joggen ist daher mit einem geringeren Blutdruckanstieg zu rechnen als beim Fahrradfahren. Nach einem körperlichen Training sinkt der Blutdruck dann unter den Ausgangswert ab. Eine langfristige Blutdruckreduktion zeichnet sich schon nach wenigen Wochen Training ab, der Effekt geht aber auch rasch wieder verloren. Obwohl der Blutdruck während des Krafttrainings kurzfristig ansteigt, führt er langfristig zu einer Blutdrucksenkung. Somit kann Krafttraining auch für Hypertoniker sinnvoll sein, wenn man auf Exzesse und Leistungsverstärker verzichtet. Gerade auch mit zunehmendem Alter kann ein maßvolles Krafttraining die Tendenz zum Muskelschwund vermindern. Isometrisches Training scheint langfristig besonders effizient zu sein, um den systolischen und diastolischen Blutdruck stärker zu senken, noch stärker als aerobes Training oder Krafttraining [260].

> **Merke**
>
> Bei Hypertonikern wird eine regelmäßige körperliche Aktivität (mindestens 30 Minuten in mittlerer Intensität an 5–7 Tagen in der Woche) empfohlen [2]. Patienten mit sitzendem Lebensstil und schlechter körperlicher Fitness sollten wenigstens angehalten werden, die Bewegung im Alltag zu erhöhen. Auch eine regelmäßige Aktivität geringer Intensität wirkt sich günstig aus.
>
> Vor Aufnahme eines körperlichen Trainings sollte medikamentös ein weitgehend normaler Ruheblutdruck erreicht werden. Der maximale Blutdruck während körperlicher Aktivität hängt vom Ausgangsblutdruck, Trainingszustand und auch Körpergewicht ab.

4.2.6 Nikotinabstinenz

Rauchen ist einer der wichtigsten vermeidbaren kardiovaskulären Risikofaktoren. Der Einfluss von Nikotin auf den Blutdruck ist beträchtlich. Der Konsum einer Zigarette bewirkt – infolge einer akuten Stimulation des sympathischen Nervensystems – einen sofortigen Blutdruckanstieg um ca. 10 mmHg, der für 15–30 Minuten anhält, und einen Anstieg der Herzfrequenz.

Nikotinkonsum vor einer Praxismessung kann zu einer Blutdruckerhöhung von 10–20 mmHg führen. Umgekehrt können bei Verzicht auf das Rauchen vor dem Arztbesuch fälschlicherweise zu geringe Blutdruckwerte gemessen werden (maskierte Hypertonie, Kap. 3.1). Die ungünstigen Wirkungen des Nikotins auf das kardiovaskuläre Risiko sind reversibel. Schon in den ersten 2 Jahren, nachdem man mit dem Rauchen aufgehört hat, sinkt die Mortalität durch die koronare Herzkrankheit wesentlich [261]. Die Nikotinabstinenz ist die wirksamste Methode, um das kardiovaskuläre Risiko zu senken.

E-Zigaretten haben zwar weniger schädliche Effekte als konventionelle Zigaretten. Doch die Nikotinwirkung auf den Blutdruck bleibt bestehen [262].

4.2.7 Tag-Nacht-Rhythmus

Die Bedeutung eines regelmäßigen Tag-Nacht-Rhythmus auf den Blutdruck wird noch diskutiert. Die Ergebnisse der Studien sind nicht einheitlich. Zu wenig Schlaf scheint mit einem höheren Blutdruck zu korrelieren [263]. Dieser Zusammenhang wird von anderen Autoren

> **Merke**
>
> Nikotinabstinenz ist die wichtigste Lifestyle-Maßnahme in der kardiovaskulären Sprechstunde. Der Patient sollte für die Überweisung in eine Raucherberatungssprechstunde motiviert werden.

infrage gestellt [264]. In einigen Studien konnte ein Zusammenhang zwischen der Entstehung einer Hypertonie und der Schichtarbeit nachgewiesen werden, in anderen Studien war der Effekt nicht so klar [265].

Für das kardiovaskuläre Risiko ist der morgendliche Blutdruck am aussagekräftigsten. Dies gilt vor allem für den Schlaganfall (Stroke), aber auch für ein koronares Ereignis [266].

4.3 Medikamentöse Therapie der arteriellen Hypertonie

Zur medikamentösen Therapie der arteriellen Therapie stehen verschiedene Substanzen zur Verfügung. Dabei können verschiedene Substanzklassen unterschieden werden:

- Diuretika
- Betablocker
- ACE-Hemmer
- Angiotensin-II-Rezeptorenblocker (ARB)
- Kalziumantagonisten (CaA)
- andere (z. B. Alphablocker, Antisympathotonika, Reninhinhibitoren)

Diese Substanzen sind in Tabelle 4–3 im Vergleich dargestellt.

Tabelle 4–3: Die wichtigsten Antihypertensiva-Gruppen im Vergleich [267].

Wirkung	Ideales Medikament	Traditioneller Betablocker	Vasodilatierender Betablocker	ACE-Hemmer/ARB	Dihydropyridin-CaA	Thiazid	Alphablocker
durchschnittlicher Blutdruck	↓	↓	↓	↓	↓	↓	↓
peripherer Widerstand	↓	(↑)	(↓)	↓	↓	↓	↓
kardialer Auswurf	0	(↓)	0–↓	0	0	0	0
Herzfrequenz	0–↓	↓	0–↓	0	(↑)	0	(↑)
Sympathikus	↓	↓	↓	↓	↑	↑	(↑)
Renin-Angiotensin-System	↓	↓	↓	↓	↑	↑	0
Lipide	0–positiv	negativ	0	0	0	negativ	0–positiv
Glukose	0–positiv	negativ	0	0–positiv	0	negativ	0

↓ Verminderung, ↑ Zunahme, 0 kein Effekt; ARB = Angiotensin-Rezeptorblocker

4.3.1 Diuretika

Diuretika gehören zu den ältesten Antihypertensiva – und sind immer noch eine Therapieoption der ersten Wahl [2] und Teil vieler Kombinationstherapien. Die Rolle der Diuretika bleibt wichtig, vor allem bei dem hohen Salzkonsum vieler Patienten [268]. Drei Hauptgruppen von Diuretika werden in der Hypertonietherapie eingesetzt:

- Thiaziddiuretika oder thiazidähnliche Diuretika, z. B. Chlorothiazide, Hydrochlorothiazid (HCTZ), Chlortalidon, Indapamid
- Schleifendiuretika, z. B. Furosemid, Bumetanid, Torasemid, Etacrynsäure
- Kalium sparende Diuretika, z. B. Amilorid, Triamteren, Spironolacton, Eplerenon

Wirkungsmechanismus

Diuretika steigern die Natriurese und Kaliurese. In der ersten Phase sinken dadurch das Plasmavolumen und folglich das Herzminutenvolumen und der Blutdruck. Das niedrigere Plasmavolumen bewirkt je nach Individuum in verschiedenem Ausmaß eine Erhöhung des Renins und eine Zunahme der durch Angiotensin induzierten Vasokonstriktion, was den antihypertensiven Effekt abschwächt. Zunächst kann der vasokonstriktorische Effekt sogar überwiegen, weswegen Diuretika in hypertensiven Notfallsituationen nicht verwendet werden – außer bei einer Hypervolämie (schwere Herzinsuffizienz, schwere Niereninsuffizienz).

Nach einigen Wochen Diuretikatherapie normalisieren sich Plasma- und Herzminutenvolumen. Die antihypertensive Wirkung der Diuretika hält jedoch dank einer Verminderung des peripheren Gefäßwiderstandes an. Über welchen Mechanismus dies zustande kommt, ist unklar.

Diuretika werden häufig im Rahmen einer Kombinationstherapie eingesetzt. Besonders Patienten mit einem niedrigen Reninwert sprechen gut auf Diuretika an. Dazu gehören vor allem ältere Patienten, Frauen und Patienten mit schwarzer Hautfarbe [269]. Diese Patientengruppen sind eher salzsensitiv.

Unerwünschte Wirkungen

Die unerwünschten Wirkungen der Diuretika sind dosisabhängig. Sie betreffen vor allem den Elektrolythaushalt, den Glukose- und Lipidstoffwechsel. Möglich sind Hypokaliämie, Hypercholesterinämie, Hyperinsulinämie, Hyperurikämie, Hypokalzämie und eine verminderte Glukosetoleranz. Eine Hypokaliämie kann bereits bei geringen Diuretikadosen auftreten. Hier kann die Kombination mit einem Aldosteronantagonisten der Hypokaliämie entgegenwirken. Ein Teil dieser negativen Effekte kann – zumindest theoretisch – durch nicht pharmakologische Maßnahmen korrigiert werden, wie z. B. durch eine kaliumreiche Ernährung. Die verminderte Glukosetoleranz unter Diuretika konnte in der ALLHAT-Studie allerdings die günstigen Effekte der Diuretika hinsichtlich kardiovaskulärer Mortalität über 5 Jahre nicht aufheben [270].

Indikationen und Kontraindikationen

Thiazide und thiazidähnliche Diuretika

Thiazide sind die am meisten verschriebenen Diuretika in der Hypertoniebehandlung. Ob die verschiedenen Thiazide bezüglich ihrer Wirkung gleichwertig sind, ist umstritten. Die meisten Studien, die eine Effizienz der Diuretikatherapie belegten, wurden mit Chlortalidon oder Indapamid durchgeführt, nicht jedoch mit Hydrochlorothiazid (HCTZ) [268, 271]. Trotzdem wird HCTZ viel häufiger verschrieben und ist auch Teil vieler Kombinationstherapien.

Aufgrund der aktuellen Datenlage wird ein Diuretikum mit einer längeren Halbwertszeit bevorzugt, beispielsweise **Chlortalidon**, trotz des etwas höheren Risikos einer Hypokaliämie. Zudem senkte Chlortalidon (12,5–25 mg) den Blutdruck besser als HCTZ (25–50 mg). Zusammen mit der längeren Wirksamkeit war Chlortalidon auch in Bezug auf die nächtlichen Blutdruckwerte effektiver [272].

Indapamid ist ein mit den Thiaziden verwandtes Sulfonamidderivat und hat eine Halbwertszeit, die zwischen der von HCTZ und Chlortalidon liegt, aber über 24 Stunden bleibt. Unter Indapamid kann es ebenfalls zu einer erhöhten Ausscheidung von Kalium und Magnesium kommen, wenn auch in geringerem Ausmaß als bei Chlortalidon.

Diskutiert wird, ob Thiazide bei einer **eingeschränkten Nierenfunktion** noch wirken. Zumindest in einer kleineren Studie zeigte Chlortalidon zusätzlich zu einer antihypertensiven Therapie auch bei Patienten mit einer GFR von 20–45 mg eine blutdrucksenkende Wirkung [271].

Schleifendiuretika

Schleifendiuretika werden vor allem eingesetzt, wenn die Nierenfunktion eingeschränkt ist (GFR < 30 ml/min) oder wenn wegen einer Herzinsuffizienz eine deutliche Hypervolämie besteht, z.B. ein Lungenödem. Eine weitere Indikation ist die therapieresistente Hypertonie, wenn Salz- und Wasserretention eine Rolle spielen [272]. **Furosemid** als klassisches Schleifendiuretikum sollte aufgrund seiner sehr kurzen Halbwertszeit nicht in der antihypertensiven Therapie eingesetzt werden, zudem schwankt seine Bioverfügbarkeit sehr stark. Besser geeignet ist **Torasemid**, dessen Halbwertszeit deutlich länger, aber immer noch niedriger ist als die der gebräuchlichen Thiaziddiuretika und thiazidähnlichen Diuretika [269, 273].

Aldosteronrezeptorblocker

Spironolacton und Eplerenon setzt man vor allem zur Therapie des primären Hyperaldosteronismus ein oder um eine Therapieresistenz zu überwinden. **Spironolacton** ist das wirksamste Add-on-Medikament bei resistenter Hypertonie. Eine potenziell gefährliche Nebenwirkung ist die aufgrund des Aldosteronantagonismus entstehende Hyperkaliämie, vor allem bei Patienten mit Herz- und/oder Niereninsuffizienz oder bei nutritiven Kaliumexzessen. Eine unangenehme Nebenwirkung von Spironolacton ist die Gynäkomastie bei Männern, die etwa bei 10 % der Männer auftritt [274]. **Eplerenon** ist etwas weniger wirksam als Spironolacton, wirkt aber spezifischer auf die Mineralokortikoidrezeptoren. Die Gynäkomastie ist seltener. Nach Therapiebeginn dauert es 3–4 Wochen, bis die volle Wirksamkeit bzw. ein Steady State erreicht wird. Die Überwachung des Plasmakaliums ist unabdingbar.

Diuretika in der Kombinationstherapie

Thiazide haben als zweites Medikament einer Kombinationstherapie eine dosisabhängige Wirkung, ähnlich wie bei ihrem Einsatz als First-Line-Medikament [275]. Besonders günstig sind Kombinationen mit ACE-Hemmern oder Angiotensin-II-Rezeptorenblockern, da sie deren Wirkung verstärken. Ebenfalls geeignet ist die Kombination mit Kalziumantagonisten oder auch Betablockern.

4.3.2 Betablocker

Betablocker können nach ihrer Rezeptorselektivität unterschieden werden:

- nicht kardioselektive Betablocker mit β_1- und β_2-Aktivität
- kardioselektive Betablocker mit β_1-Aktivität
- Betablocker mit zusätzlichen Eigenschaften (intrinsische sympathische Aktivität, NO-Biosynthese-Induktion, α-Rezeptor-Blockierung, Vasodilatation)

Wirkungsmechanismus

Die Betablocker vermindern den Blutdruck mehrheitlich über 3 Mechanismen: Sie verringern den Cardiac Output, wirken negativ chronotrop und negativ inotrop und senken – bei länger dauernder Anwendung – den Reninspiegel, womit sie das Renin-Angiotensin-Aldosteron-System hemmen.

Die antihypertensive Wirkung der verfügbaren Betablocker ist etwa gleichwertig. In der Hypertoniebehandlung werden aufgrund des besseren Nebenwirkungsprofils **kardioselektive Betablocker** mit einer höheren Affinität für β_1-Rezeptoren als für α_2-Rezeptoren bevorzugt. Sie verursachen weniger Bronchospasmen als unspezifische Betablocker wie Propranolol. Bei hohen Dosen, wie sie zur Behandlung der Hypertonie eingesetzt werden, geht diese Selektivität jedoch oft verloren.

Vasodilatierende Betablocker (Carvedilol und Labetalol mit zusätzlicher leichter α-blockierender Wirkung und Nebivolol mit zusätzlicher NO-Biosynthesestimulation) haben einige ungünstige Effekte der anderen Betablocker (s.u.) nicht [276]. Einige Autoren halten vasodilatierende Betablocker deshalb für eine besonders wertvolle Therapiemöglichkeit, speziell für Diabetiker und Patienten mit koronarer Herzkrankheit [267]. Allerdings wurden vasodilatierende Betablocker bisher vor allem bei Herzinsuffizienz mit harten Endpunktstudien untersucht, nicht bei Patienten mit Hypertonie [268].

Unerwünschte Wirkungen

Die hauptsächlichen Nebenwirkungen sind Bronchospasmen und eine periphere Vasokonstriktion (die sich als kalte Extremitäten äußern kann), kardiale Nebenwirkungen wie Bradykardie oder AV-Block sowie ungünstige Wirkungen auf den Glukose- und Lipidstoffwechsel. Das Problem der peripheren Vasokonstriktion gilt aller-

dings nicht für vasodilatierende Betablocker. Weitere mögliche Nebenwirkungen sind Impotenz, Schlafstörungen und Depressionen. Betablocker können eine periphere arterielle Verschlusskrankheit (pAVK) oder auch ein Raynaud-Syndrom verschlechtern. Die ungünstigen Effekte auf das Lipidprofil können mit konsequenten nicht pharmakologischen Maßnahmen kontrolliert und ausgeglichen werden.

Indikationen und Kontraindikationen

Laut einigen Leitlinien können Betablocker als **First-Line-Therapie** bei Hypertonikern eingesetzt werden [2]. Dem wird aber auch widersprochen. Die Cochrane Collaboration empfiehlt Betablocker nicht mehr als erste Wahl bei Hypertonie [277], weil sie die Morbidität und Mortalität weniger stark senken als andere Antihypertensiva. Auch in den britischen Leitlinien des NICE (National Institute for Health and Care Excellence) sind die Betablocker keine primäre Therapie [278]. Dies gilt nicht für ihren Einsatz bei Herzinsuffizienz und akutem Myokardinfarkt [279] oder anderen Komorbiditäten (s.u.). Auch die Schweizer Leitlinien empfehlen die Betablocker nur als alternatives Medikament für die Initialtherapie [4].

Ein erhöhter **zentraler Blutdruck** bzw. aortaler Druck ist mit einem höheren Risiko einer Apoplexie verbunden. Betablocker senken diesen zentralen Blutdruck im Vergleich zu anderen Antihypertensiva weniger stark [280]. Diese Einschränkung gilt allerdings nur für die klassischen Betablocker (viele Studien wurden mit Atenolol durchgeführt). Bei den neueren vasodilatierenden Betablockern, z. B. Carvedilol, gilt dies nicht. Vasodilatierende Betablocker haben jedoch auch die ungünstigen metabolischen Nebenwirkungen, ein Diabetes kommt auch bei ihnen häufiger vor. Dagegen haben sie keine vasospastischen Nebenwirkungen (kalte Extremitäten) und werden besser vertragen (was die Adhärenz steigert). Allerdings gibt es zu den Langzeitwirkungen noch keine großen Studien.

Bradykarde Rhythmusstörungen sind eine der wichtigsten Kontraindikationen der Betablocker. Unter strengen Auflagen können **Patienten mit Asthma** mit einem Betablocker therapiert werden. Vor Therapiebeginn sollte das Asthma allerdings optimal eingestellt werden. Die Betablocker dosiert man anfangs niedrig und erhöht dann langsam die Dosis, wobei man das Asthma engmaschig kontrollieren muss. Die Betablockertherapie muss unterbrochen werden, wenn das forcierte exspiratorische Volumen (FEV) um mehr als 20 % sinkt [281].

Spezielle Indikationen für Betablocker bestehen bei Patienten, die zusätzlich zur Hypertonie an einer koronaren Herzkrankheit leiden. Betablocker sind auch indiziert, wenn gleichzeitig eine Rhythmuskontrolle bei Vorhofflimmern oder Thyreotoxikose nötig ist, oder zur Therapie einer Migräne oder eines essenziellen Tremors [282].

4.3.3 Angiotensin-Converting-Enzym-Inhibitoren (ACE-Hemmer)

ACE-Hemmer senken den Blutdruck signifikant und verringern die Morbidität und Mortalität der Patienten mit Hypertonie. Die Blockierung des Renin-Angiotensin-Systems durch ACE-Hemmer (oder Angiotensin-II-Rezeptorenblocker) wirkt sich auch bei Patienten mit akutem Myokardinfarkt und Herzinsuffizienz günstig aus. Der positive Effekt ist vom Stadium mit Risikofaktoren bis hin zur chronischen Erkrankung aufgrund manifester Endorganschäden zu beobachten [283].

Wirkungsmechanismus

ACE-Hemmer verhindern, dass sich das Angiotensin-Converting-Enzym an das inaktive Angiotensin I bindet und die Abspaltung des vasokonstriktorischen Angiotensin II katalysiert. Dadurch sinken die Angiotensin-II-Spiegel im Plasma, in der Gefäß- und in der Herzwand. Der periphere Widerstand nimmt ab, wodurch in der Folge der Blutdruck sinkt. Auch der Abbau des Bradykinins wird verhindert, was ebenfalls zur Blutdrucksenkung beiträgt. Allerdings können ACE-Hemmer die Bildung von Angiotensin II über alternative Stoffwechselwege nicht verhindern [284]. Nach mehrmonatiger Therapie mit einem ACE-Hemmer können die Angiotensin-II-Plasmaspiegel wieder ansteigen (Escape-Phänomen). Ursache dafür sind vermutlich alternative, Angiotensin II bildende Enzyme, z. B. Chymasen bei unvollständiger Hemmung des Renin-Angiotensin-Systems. Bei maximaler Dosierung des ACE-Hemmers ist das Escape-Phänomen normalerweise klinisch nicht relevant [285].

Unerwünschte Wirkungen

ACE-Hemmer werden in der Regel gut vertragen. Störend kann ein trockener Husten sein, der bei etwa 5–10 % der Patienten auftritt. Seltener sind Hautallergien und das Angioödem. Gefährlich kann auch eine akute Hypotonie bei Therapiebeginn sein, was allerdings mit einer einschleichenden Dosierung vermieden werden kann. Aufgrund der Wirkung auf den intraglomerulären Druck kommt es häufiger in der ersten Phase der Behandlung zu einem Kreatininanstieg mit dem Risiko einer Hyperkaliämie (vor allem bei vorbestehender Niereninsuffizienz, Diabetes mellitus Typ 2 oder zusammen mit Kalium sparenden Diuretika oder Kaliumsupplementierung).

Indikationen und Kontraindikationen

Die **einzelnen ACE-Hemmer** zeigen eine ähnliche blutdrucksenkende Wirkung; ob bestimmte ACE-Hemmer Vorteile aufweisen, wird kontrovers beurteilt. Die Cochrane Collaboration findet in Bezug auf den blutdrucksendenden Effekt keine Unterschiede [286]. In anderen Studien hatten Perindopril und Ramipril pharmakologisch bezüglich Halbwertszeit, Lipophilie und der Selektivität der Bradykininaktivität Vorteile [287].

Ob **ACE-Hemmer oder Angiotensin-II-Rezeptorenblocker** bei der Hypertonie mehr Vorteile haben, wird kontrovers diskutiert. Bezüglich der Mortalität findet die Cochrane Collaboration keinen Unterschied zwischen ACE-Hemmern und Angiotensin-II-Rezeptorenblockern [288]. Andererseits sind die Angiotensin-II-Rezeptorenblocker besser verträglich, was sich in einer längeren Adhärenz und besserer Persistenz ausdrückt.

Die wichtigsten **Kontraindikationen** sind Schwangerschaft und eine beidseitige Nierenarterienstenose.

> **Merke**
>
> Eine Kombination mit einem Angiotensin-II-Rezeptorenblocker – im Sinne einer „dualen" Hemmung des Renin-Angiotensin-Systems – hat sich in Studien nicht bewährt und ist kontraindiziert [289].

Die Kontroverse um das erhöhte Krebsrisiko unter einer Langzeittherapie mit ACE-Hemmern scheint entschärft. In neueren Studien war die Rate an Kolonkarzinomen unter einer Therapie mit ACE-Hemmern entweder nicht erhöht oder sogar erniedrigt [290, 291].

4.3.4 Angiotensin-II-Rezeptorenblocker (ARB)

Wirkungsmechanismus

Die blutdrucksenkende Wirkung der Angiotensin-II-Rezeptorenblocker (z.B. Losartan, Valsartan, Candesartan, Irbesartan, Eprosartan, Olmesartan, Telmisartan) beruht auf einer kompetitiven Bindung an den Angiotensin-II-Rezeptorsubtyp 1 (AT_1-Rezeptor). Der AT_1-Rezeptor vermittelt Angiotensin-II-Effekte wie Vasokonstriktion, kardiale Kontraktilität, Aldosteronfreisetzung sowie kardiale und vaskuläre Hypertrophie.

Unerwünschte Wirkungen

Die Nebenwirkungen der ARB liegen im Bereich von Placebo. Allerdings können auch bei ARB in Einzelfällen Angioödeme auftreten, wenn auch wesentlich seltener als unter ACE-Hemmern.

Indikationen und Kontraindikationen

ARB sind auch Antihypertensiva der ersten Wahl. Im **Vergleich zu ACE-Hemmern** reduzieren sie kardiovaskuläre Komplikationen wie Myokardinfarkt oder Schlaganfall gleich gut. ARB verlangsamen bei Patienten mit Proteinurie und Mikroalbuminurie das Fortschreiten der Nierenfunktionsstörung [292]. Wie ACE-Hemmer wirken ARB auch bei linksventrikulärer Hypertrophie und Herzinsuffizienz günstig, sind diesen jedoch nicht überlegen.

Wie wichtig Unterschiede zwischen **verschiedenen ARB** sind, wird diskutiert. Die Cochrane Collaboration zieht den Schluss, dass die blutdrucksenkende Wirkung der verschiedenen ARB klinisch gleichwertig ist [293]. Allgemein ist der blutdrucksenkende Effekt eher mäßig und etwa mit dem der ACE-Hemmer zu vergleichen [293].

> **Merke**
>
> Eine „duale Hemmung" des Renin-Angiotensin-Systems, d.h. eine Kombination mit ACE-Hemmern oder Renininhibitoren, ist kontraindiziert.

4.3.5 Kalziumantagonisten

Kalziumantagonisten sind effiziente Antihypertensiva und senken nachweislich die kardiovaskuläre Morbidität und Mortalität. Insbesondere können sie auch das Risiko eines Schlaganfalls verringern. Zudem wirken sie zuverlässig bei vielen Patientengruppen und sind metabolisch neutral. Ihre Wirkung wird durch NSAR nicht beeinträchtigt. Drei Gruppen von Kalziumantagonisten werden unterschieden:

- Dihydropyridine, z.B. Nifedipin, sowie fast alle neueren Kalziumantagonisten inkl. Amlodipin, Nisoldipin, Isradipin, Lercanidipin u.a.
- Phenylalkylamine, z.B. Verapamil
- Benzothiazepinderivate, z.B. Diltiazem

Wirkungsmechanismus

Die Wirkung der Kalziumantagonisten beruht auf einer partiellen **Blockierung des Kalziumeinstroms** durch den spannungsabhängigen L-Typ-Kalziumkanal in glatten Gefäßmuskelzellen. Durch die resultierende Vasodilatation nimmt der periphere Gefäßwiderstand ab und der Blutdruck sinkt. Kalziumantagonisten induzieren gegenregulatorische Effekte: Renin und Angiotensin sind geringfügig erhöht und die Katecholaminfreisetzung etwas vermehrt. Letzteres tritt besonders bei nicht retardiertem Nifedipin auf und war mitunter ein Grund für das erhöhte Myokardinfarktrisiko bei KHK-Patienten, wenn sie hohe Dosen dieser Substanz erhalten hatten. Kurz wirksame Kalziumantagonisten werden entsprechend zur Blutdrucksenkung nicht mehr verwendet.

Dihydropyridine haben eine gewisse dosisabhängige vaskuläre Selektivität. Sie dilatieren Koronar- und periphere Gefäße bei vergleichsweise geringem Effekt auf die myokardiale Kontraktilität, Erregungsbildung und –überleitung, d.h., sie wirken nicht negativ inotrop und nicht negativ chronotrop. **Verapamil und Diltiazem** wirken hingegen vor allem auf das Myokard sowie auf Sinus- und AV-Knoten (negativ inotrop, chronotrop und dromotrop) und haben daher zwar geringere, aber immer noch bedeutende vasodilatierende Effekte. Deshalb werden diese Substanzen bevorzugt bei Hypertonikern mit Angina pectoris oder supraventrikulärer Tachykardie eingesetzt. Um eine antihypertensive Wirkung zu erreichen, benötigt man oft relativ hohe Dosen von Verapamil oder Diltiazem. Beide Substanzen senken auch den glomerulären Filtrationsdruck und wirken deshalb ähnlich wie ACE-Hemmer und Angiotensin-II-Rezeptorenblocker überproportional auf Albuminurie und Proteinurie.

Unerwünschte Wirkungen

Kalziumantagonisten werden häufiger wegen Nebenwirkungen abgesetzt als Angiotensin-II-Rezeptorenblocker. Hauptgrund sind die peripheren Ödeme, unter denen etwa ein Drittel der Patienten leidet [268]. Das Nebenwirkungsprofil des neueren Lercanidipins ist etwas günstiger; bei ihm sind Beinödeme seltener als bei Amlodipin oder Nifedipin. Die Häufigkeit von Beinödemen kann vermindert werden, wenn gleichzeitig RAS-Blocker gegeben werden. Die Kombination mit einem Diuretikum hat diesen Effekt nicht. Weitere mögliche Nebenwirkungen sind Kopfschmerzen, Gesichtsrötung, Nausea, Hypotonie sowie Tachykardie. Diltiazem ist manchmal mit Bradykardie und Verapamil zusätzlich mit Obstipation assoziiert.

Indikationen und Kontraindikationen

Kalziumantagonisten sind effiziente Antihypertensiva. **Besonders geeignet** sind sie auch bei älteren Patienten mit isolierter systolischer Hypertonie. Deshalb sehen die britischen Leitlinien der NICE Kalziumantagonisten (vom Dihydropyridintyp) bei Personen über 55 Jahre als Initialtherapie vor [278]. Auch wirken Kalziumantagonisten besonders gut bei Personen mit schwarzer Hautfarbe, bei denen sie gemäß den NICE-Leitlinien ebenfalls erste Wahl sind [278]. Des Weiteren senken sie das Risiko eines Schlaganfalls besser als andere Medikamente, hingegen sind sie bei der Prävention der Herzinsuffizienz weniger effizient [294].

Kalziumantagonisten eignen sich auch gut für die **Kombinationstherapie**, vor allem mit ACE-Hemmern oder Angiotensin-II-Rezeptorenblockern. Für die Kombination von ACE-Hemmern mit Kalziumantagonisten wurde in der ACCOMPLISH-Studie [295] eine Potenzierung der antihypertensiven Wirkung gezeigt. Ebenfalls geeignet ist die Kombination mit Betablockern. Eine weitere mögliche Kombination – mit Diuretika – hat allerdings keinen zusätzlichen Effekt.

Kontraindikationen bestehen für Verapamil und Diltiazem bei einer Herzinsuffizienz, bei Reizleitungsstörungen und im Fall einer Schwangerschaft. Dihydropyridine sollten bei Tachykardie und Tachyarrhythmie sowie Herzinsuffizienz nicht eingesetzt werden.

4.3.6 Renininhibitoren

Wirkungsmechanismus

Die direkte Blockierung des Renins beeinflusst das Renin-Angiotensin-System über einen frühen Schritt in der Kaskade. Aliskiren (als erster Renininhibitor) zählt damit zu den Inhibitoren des Renin-Angiotensin-Systems (RAS-Blocker).

Unerwünschte Wirkungen

Die Nebenwirkungen der Monotherapie bewegen sich im Bereich eines Placebos [296].

Indikationen und Kontraindikationen

Aliskiren ist in seiner blutdrucksenkenden Wirkung mit anderen RAS-Blockern vergleichbar.

Aliskiren wurde in **Kombination** mit einem ACE-Hemmer oder Angiotensin-II-Rezeptorenblocker getestet. In der ALTITUDE-Studie ergab sich aber kein Vorteil für Aliskiren als Zusatztherapie. Vielmehr war die Rate an Nierenversagen, Hyperkaliämie und Hypotonie erhöht, weshalb die Studie abgebrochen werden musste [297]. Die duale „RAS-Hemmung" wird deshalb grundsätzlich nicht empfohlen, auch nicht bei Patienten mit Herzinsuffizienz, Diabetes und/oder Niereninsuffizienz. Weiterhin eingesetzt werden kann Aliskiren als Monotherapie – und auch als Kombinationstherapie mit einem Thiaziddikuretikum oder einen Kalziumantagonisten [296, 298].

Kontraindikationen sind eine Schwangerschaft oder ein Schwangerschaftswunsch sowie eine beidseitige Nierenarterienstenose.

4.3.7 Alphablocker

Wirkungsmechanismus

Reversible Alphablocker (z.B. Prazosin, Doxazosin, Terazosin) wirken selektiv auf α_1-Rezeptoren und senken den peripheren Widerstand durch arterielle Dilatation. Irreversibel bindende Alphablocker (Phenoxybenzamin, Phentolamin) werden in speziellen Situationen verwendet, vor allem bei der Behandlung des Phäochromozytoms.

Unerwünschte Wirkungen

Die häufigsten Nebenwirkungen der Alphablocker sind orthostatische Dysregulation (bis zu Synkopen), Schwindel, Übelkeit oder Tachykardie. Gerade bei der ersten Dosis ist eine ausgeprägte Hypotonie möglich. Bei längerer Therapie kann eine Toleranz auftreten. Idealerweise sollten Alphablocker mit einem Diuretikum kombiniert werden, weil sie auch zu einer Volumenretention führen können.

Indikationen und Kontraindikationen

Alphablocker werden grundsätzlich nicht als Antihypertensivum der ersten Wahl eingesetzt. In einer Studie war Doxazosin bei Behandlung der Hypertonie mit mehr kardiovaskulären Ereignissen (vor allem Herzinsuffizienz) assoziiert als ein Diuretikum. Es sollte daher nicht als primäre Monotherapie verwendet werden [299]. Geeignet sind die Alphablocker jedoch in der antihypertensiven Therapie bei Komorbiditäten wie Prostatahypertrophie, da sie auch den Tonus des Blasensphinkters verringern. Ebenfalls hilfreich sind Alphablocker bei therapieresistenter Hypertonie oder bei der Behandlung des Phäochromozytoms (Kap. 3.4.4).

4.3.8 Antisympathotonika

Wirkungsmechanismus

Antisympathotonika reduzieren den Sympathikotonus an einem Angriffspunkt im zentralen Nervensystem. Clonidin und Methyldopa sind Agonisten für zentrale α_2-Adrenozeptoren. Moxonidin stimuliert zusätzlich Imidazolin$_1$-Rezeptoren, was ebenfalls den Sympathikotonus unterdrückt. Reserpin reduziert das Speichervermögen der Granula für Katecholamine, sodass diese kein Noradrenalin mehr enthalten (aber auch kein Dopamin mehr, was viele unerwünschte Wirkungen erklärt). Infolgedessen sinken ähnlich wie bei Clonidin und Methyldopa der Sympathikotonus und der Blutdruck.

Unerwünschte Wirkungen

Die wichtigsten Nebenwirkungen sind Sedierung, Mundtrockenheit, orthostatische Dysregulation, Schwindel, Bradykardie und Impotenz. Bei Reserpin sind zusätzlich eine Depression oder ein Parkinsonismus recht häufig. Wegen Reboundgefahr sollte die Therapie ausschleichend beendet werden.

Indikationen und Kontraindikationen

Diese Substanzen sind speziellen Indikationen vorbehalten. So wird beispielsweise α-Methyldopa bei der Schwangerschaftshypertonie eingesetzt.

4.3.9 Antihypertensive Differenzialtherapie

Auswahlkriterien

Aufgrund der aktuellen **Evidenz** sind Diuretika, Betablocker, Kalziumantagonisten, ACE-Hemmer und Angiotensin-II-Rezeptorenblocker grundsätzlich als Ersttherapeutika oder für die Langzeittherapie geeignet. Eine gewisse Einschränkung gilt dabei für Betablocker (Kap. 4.3.2).

Reninhibitoren, Alphablocker und Antisympathotonika sind keine Medikamente der ersten Wahl. Sie werden nur eingesetzt, wenn zusätzliche Gründe vorliegen (Tabelle 4–4).

Ein weiteres Auswahlkriterium ist die **Verträglichkeit** der Medikamente. Eine gute Verträglichkeit beeinflusst die Therapieadhärenz positiv, denn Nebenwirkungen sind der Hauptgrund für das Absetzen einer Therapie. Damit der Patient die Therapie nicht von sich aus beendet, müssen mögliche Nebenwirkungen mit ihm besprochen werden.

Auch kann das **Ansprechen** auf die verschiedenen Antihypertensiva individuell stark variieren. Genetische Varianten können jedoch die Effektivität der Therapie beeinflussen [300].

Die Gleichwertigkeit der First-Line-Antihypertensiva gilt für eine „einfache" Hypertonie, d. h., wenn der Blutdruck nur leicht erhöht ist und relevante **Komorbiditäten** ausgeschlossen sind. Liegen jedoch Komorbiditäten oder Endorganschäden vor, sollten bestimmte Substanzgruppen eingesetzt werden. Vor Beginn einer antihypertensiven Therapie sollte man daher immer ein individuelles Schema für und mit dem Patienten erarbeiten.

Vorgehen

Sind **keine Komorbiditäten** oder Kontraindikationen vorhanden, empfiehlt sich folgendes Vorgehen:

- Als erster Schritt kann ein ACE-Hemmer oder Angiotensin-II-Rezeptorenblocker vorsichtig eintitriert werden.
- Sollte der Blutdruck damit nicht suffizient gesenkt werden, gibt man zusätzlich einen Kalziumantagonisten (s. Leitlinien der NICE [278]).

- Im 3. Schritt kann die Therapie – bei einer Clearance > 30 ml/min – durch ein Thiaziddiuretikum oder ein thiazidähnliches Diuretikum ergänzt werden. Viele Patienten benötigen 3 Medikamente, um die Blutdruckzielwerte zu erreichen. Eine Dreierkombination in einer Tablette ist dabei erfolgreicher als die Verschreibung von 3 einzelnen Formulierungen [301]. Solche Dreierkombinationen liegen mittlerweile in verschiedenen Formulierungen entsprechend den genannten 3 Schritten auf dem Markt als Einzeltabletten vor.
- Sollte der Blutdruck dann immer noch nicht eingestellt sein – was wohl bei etwa 20 % der therapieadhärenten Patienten der Fall ist –, kann man die Therapie mit einem Betablocker (z. B. Bisoprolol oder Nebivolol), einem weiteren Diuretikum (z. B. Spironolacton) oder einem Alphablocker (z. B. Doxazosin) ergänzen oder den Patienten einem Hypertoniespezialisten zuweisen.

Liegen Risikofaktoren oder **Komorbiditäten** vor oder sind bereits manifeste Endorganschäden aufgetreten, ist die antihypertensive Therapie entsprechend differenzialtherapeutisch zu wählen (Tabelle 4–4).

Tabelle 4–4: Antihypertensive Differenzialtherapie – Indikationen für bestimmte Substanzgruppen und ihre Kontraindikationen und Anwendungseinschränkungen (modifiziert nach [2]). *(Fortsetzung n. Seite)*

Substanz (-gruppe)	Indikation	Absolute Kontraindikation	Relative Kontraindikation
ACE-Hemmer	• Herzinsuffizienz • LVH • Postinfarkt • Diabetes • Albuminurie • Niereninsuffizienz	• Schwangerschaft und junge Frauen mit Schwangerschaftswunsch und ungenügender Kontrazeption • beidseitige Nierenarterienstenose • Anamnese angioneurotisches Ödem	Hyperkaliämie Kombination mit Angiotensin-II-Rezeptorenblocker nicht empfohlen
Angiotensin-II-Rezeptorenblocker	• Herzinsuffizienz • LVH (Postinfarkt) • Diabetes • Albuminurie	• Schwangerschaft und junge Frauen mit Schwangerschaftswunsch und ungenügender Kontrazeption • beidseitige Nierenarterienstenose	Hyperkaliämie Kombination mit ACE-Hemmer nicht empfohlen
Betablocker	• Angina pectoris • Postinfarkt • Tachyarrhythmien • essenzieller Tremor • Hyperthyreose	• Reizleitungsstörung (AV-Block 2. und 3. Grades) • Asthma • Phäochromozytom	• Hypertriglyzeridämie • Sportler • Diabetes mellitus • COPD

Tabelle 4–4: Antihypertensive Differenzialtherapie – Indikationen für bestimmte Substanzgruppen und ihre Kontraindikationen und Anwendungseinschränkungen (modifiziert nach [2]). *(Fortsetzung)*

Substanz (-gruppe)	Indikation	Absolute Kontraindikation	Relative Kontraindikation
	• Migräne • perioperativ • isoliert systolische Hypertonie • chronische Herzinsuffizienz • (Schwangerschaft)		• Psoriasis • PAVK (III und IV) • Schlafstörungen • Depression
Kalzium-antagonisten	• PAVK • atriale Tachykardie • ältere Patienten • isoliert systolische Hypertonie • Diabetes • (Albuminurie, Verapamil) • Migräne • Ciclosporin • Schwangerschaft (Nifedipin)	Verapamil und Diltiazem • Herzinsuffizienz • Reizleitungsstörung • Schwangerschaft	Dihydropyridine • Tachykardie/ Tachyarrhythmie • Herzinsuffizienz
Diuretika	• Herzinsuffizienz • ältere Patienten • isoliert systolische Hypertonie	Gicht*	• Diabetes mellitus* • Dyslipidämie* • Schwangerschaft • sexuell aktive Männer
Renin-inhibitoren	keine spezifische Indikation	• Schwangerschaft und Laktation • Niereninsuffizienz • keine Kombination mit ACE-Hemmern und AT-II-Rezeptor-blockern	aufgrund der aktuellen Datenlage generell eher zurückhaltende Verwendung
Mineralo-kortikoidant-agonisten	• Herzinsuffizienz • Primärer Hyperaldo-steronismus • Therapie-refraktäre Hypertonie	• Niereninsuffizienz (GFR < 30 ml/min) • Hyperkaliämie	leichte Niereninsuffizienz

* in niedrigen Dosen kaum metabolische Nebenwirkungen, diese können durch gezielte nicht pharmakologsische Maßnahmen kontrolliert werden

4.3.10 Kombinationstherapie

Viele Patienten benötigen im Verlauf mehrere Medikamente, um die Zielwerte zu erreichen. Dies gilt vor allem bei systolischer Hypertonie, Diabetes und metabolischem Syndrom und allgemein bei älteren Hypertonikern. In einer Schweizer Studie erhielten rund zwei Drittel der Hypertoniker eine Kombinationstherapie – bei einer Komorbidität ist die Rate noch höher [302].

Statt mit lediglich einer Substanz zu beginnen, kann eine antihypertensive Therapie auch gleich mit einer Kombinationstherapie gestartet werden. Entscheidungskriterien für den direkten Beginn einer Kombinationstherapie vs. einer Monotherapie sind in Abbildung 4–1 schematisch dargestellt.

Wahrscheinlich führt dies auch zu einer besseren Therapieadhärenz. Die fixe Kombination mit 2 oder 3 Substanzen erleichtert die Medikation. Ist eine Zweierkombination nicht erfolgreich, sollte die

> **Merke**
>
> Zwei Substanzen mit verschiedenen Wirkmechanismen senken den Blutdruck selbst bei niedrigen Dosierungen der Einzelkomponenten besser und wirken sich insgesamt günstiger auf die Entwicklung der Endorganschäden aus [303]. Gleichzeitig ist das Risiko dosisabhängiger Nebenwirkungen bei einer niedrigdosierten Kombinationstherapie geringer als bei einer hochdosierten Monotherapie [304].

Dreierkombination ein Diuretikum enthalten (Kap. 4.3.9).

Ein potenzieller Nachteil einer Kombinationstherapic ist, dass ein Medikament enthalten sein könnte, auf das der Patient gar nicht anspricht. In einer Monotherapie wäre das ersichtlich. Andererseits führt die Kombinationstherapie zu Beginn der Therapie häufig dazu, dass der Blutdruck rasch sinkt, was dem Patienten das Wechseln der Substanzklassen zum Finden einer wirksamen Therapie erspart und wahr-

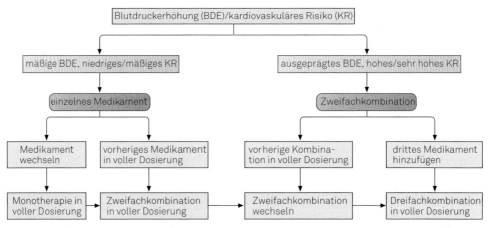

Abbildung 4–1: Kriterien für die Entscheidung einer initialen Monotherapie bzw. einer initialen Kombinationstherapie und Strategien zum Ausbau der antihypertensiven Therapie [2].

scheinlich die Häufigkeit von Events als Folgen des Blutdrucks verringert. Bei einer Kombinationstherapie spielt außerdem die Auswahl des Medikaments aufgrund von Komorbiditäten eine geringere Rolle.

Sinnvolle Kombinationen der verfügbaren Antihypertensiva sind in Abbildung 4–2 zusammengefasst [2].

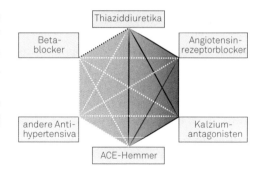

Abbildung 4–2: Sinnvolle Kombinationen der verfügbaren Antihypertensiva (nach ESH/ESC-Leitlinien 2013). Bevorzugte Kombinationen (schwarz), hilfreiche (schwarz gepunktet), akzeptabel, aber ungenügend getestete (weiß gestrichelt) und nicht empfohlene Kombinationen (rot).

Kombinationen mit ACE-Hemmern oder Angiotensin-II-Rezeptorenblockern

Die Kombination von **ACE-Hemmern und Kalziumantagonisten** war beispielsweise in der ASCOT-Studie erfolgreicher als die Kombination von Betablockern und Diuretika. Besonders bei Hochrisikopatienten kombiniert man ACE-Hemmer besser mit Kalziumantagonisten als mit Diuretika [305]. In der Kombination mit Kalziumantagonisten beeinflussen ACE-Hemmer einige Nebenwirkungen der Kalziumantagonisten günstig, sie vermindern z. B. die peripheren Ödeme, vor allem, wenn man die Kobinationstherapie mit dem ACE-Hemmer beginnt.

Wie schon erwähnt, ist eine **doppelte RAS-Hemmung** durch ACE-Hemmer und Angiotensin-II-Rezeptorenblockern ungünstig. Eine Studie mit dieser Kombination musste wegen Nebenwirkungen wie symptomatischer Hypotonie, Synkopen und Niereninsuffizienz abgebrochen werden [297].

Kombinationen mit Betablockern

Bei der Kombination eines Betablockers mit einem Diuretikum können sich die metabolischen Nebenwirkungen addieren. Die Kombination ist vor allem ungünstig bei Diabetikern und bei Patienten mit einem erhöhten Diabetesrisiko, z. B. bei adipösen Patienten [306]. Die Kombination eines Betablockers mit einem Kalziumantagonisten vom Typ Verapamil oder Diltiazem ist ebenfalls ungünstig. Es können Bradykardien und AV-Blöcke auftreten. Hingegen ist es akzeptabel, einen Betablocker mit einem Kalziumantagonisten vom Typ Dihydropyridin zu kombinieren. Nicht empfohlen wird die initiale Kombination eines Betablockers mit einem ACE-Hemmer, da die Wirksamkeit nicht optimal ist [303].

4.4 Kontrollfrequenz in der Kurz- und Langzeittherapie

Einige Medikamente bewirken bereits innerhalb weniger Tage oder Wochen einen Effekt, andere brauchen längstens 12 Wochen, um ihre maximale Wirkung auf den Blutdruck zu entwickeln. Bei den meisten

Substanzen entsteht ein kontinuierlicher Effekt erst innerhalb der ersten 2 Monate [2]. Allerdings ist ein guter Teil der Wirkung eines Medikamentes bereits in den ersten 14 Tagen zu erwarten.

Nach Initiierung einer antihypertensiven Therapie dient daher die **erste Konsultation** vor allem zur Kontrolle eventueller Nebenwirkungen. Der Patient muss aber auch wissen, dass er sich bei Nebenwirkungen jederzeit früher melden kann. Anfangs sollten alle 2–4 Wochen ambulante Kontrollen eingeplant werden, wobei die Häufigkeit der Kontrolle von der Blutdruckhöhe und den Komorbiditäten abhängt.

In der **Langzeitbetreuung** genügen Kontrolluntersuchungen ca. alle 6 Monate, sobald der Zielblutdruck erreicht ist [2]. Die Nierenfunktion und die Elektrolyte sollten einmal pro Jahr kontrolliert werden [307]. Idealerweise misst der Patient den Blutdruck auch selbst. Dies erleichtert die Überwachung und vermindert den Bedarf an Arztvisiten.

Bei jedem Wechsel des Antihypertensivums oder einer **Dosierungsänderung** können die Selbstmessungen und Praxiskontrollen intensiviert werden. Die kardiovaskulären Risikofaktoren und Patienten mit asymptomatischem Endorganschaden sollten mindestens alle 2 Jahre nachkontrolliert werden [2].

Ist der Blutdruck über mindestens ein Jahr zufriedenstellend eingestellt, können Dosis und Anzahl der **Medikamente versuchsweise reduziert werden**, vor allem bei erfolgreichen zusätzlichen Lifestyle-Modifikationen, z. B. bei einem veränderten Bewegungsverhalten oder einer Gewichtsreduktion. Bei einer Minderheit der gut kontrollierten therapierten Hypertonie-Patienten konnten die Antihypertensiva abgesetzt werden, ohne dass der Blutdruck erneut anstieg. Bei den übrigen 80 % stieg der Blutdruck innerhalb von 3 Monaten wieder an; bei 95 % innerhalb von 3 Jahren [308].

Gerade nach Beginn einer neuen medikamentösen Therapie können **Nebenwirkungen** auftreten. Diese können im Langzeitverlauf dazu führen, dass der Patient das Medikament nicht weiter einnimmt. Insbesondere wenn unerwünschte – oder auch erwünschte Wirkungen – zu subjektiven Einschränkungen im Alltag führen, wie z. B. das häufige, dringende Aufsuchen einer Toilette unter Diuretika, die Verschlechterung einer orthostatischen Reaktion oder auch eine erektile Dysfunktion, kann dies die Motivation eines Therapieabbruchs darstellen.

> **Merke**
>
> Therapieabbrüche können einerseits Folge einer Hypertonie sein, jedoch auch durch medikamentöse Nebenwirkungen verursacht werden.

5 Langzeittherapie, Therapieadhärenz (Compliance) und Therapieresistenz

5.1 Hypertonie und Therapieadhärenz

Die Therapieadhärenz, auch Compliance oder Concordance genannt, spielt in der Behandlung einer arteriellen Hypertonie eine wesentliche Rolle. So beendeten bis zu 50 % der Patienten mit einer neu diagnostizierten Hypertonie die Einnahme der verschriebenen Medikamente innerhalb des ersten Jahres. Lediglich 40 % führten die Therapie kontinuierlich über die nächsten 5–10 Jahre weiter [309, 310, 311, 312].

Diese **Definition** entspricht eigentlich dem Begriff Concordance. Entscheidend bei dieser Definition ist auch, dass das Verhalten des Patienten einem vereinbarten Vorgehen entspricht, d.h. in einem Verhandlungsprozess ausgemacht wurde. Praktisch in keiner Studie zu Therapieadhärenz ist erwähnt, ob der Patient überhaupt im Rahmen eines „shared decision-making" mit der antihypertensiven Therapie einverstanden war.

Verschiedene **Faktoren** können die Adhärenz hinsichtlich einer medikamentösen Therapie beeinträchtigen. Aspekte einer möglichen mangelhaften Therapieadhärenz sind nicht einfach in die Behandlungsstrategie zu integrieren und zu

Definition

Compliance

„The extent to which the patient's actual dosing history conforms to the prescribed regimen or the extent to which the patient's behaviour in terms of taking medications, following diets or executing other life style changes corresponds with agreed recommendations from a health care provider." [313]

Umfang, in dem die tatsächlich eingenommene Medikamentendosis mit der verschriebenen Dosierung übereinstimmt oder in dem das Patientenverhalten in Bezug auf die Einnahme der Medikation, die Umsetzung einer Diät oder die Änderung des Lebensstils mit den Empfehlungen eines Arztes, Apothekers oder anderen Anbieters von Gesundheitsleistungen übereinstimmt.

akzeptieren. Mangelnde Kommunikationsfähigkeiten zu diesem Thema können sich negativ auf das Arzt-Patienten-Verhältnis auswirken. Die WHO formulierte hinsichtlich Therapieadhärenz gegenüber der Einnahme einer medikamentösen Therapie folgende Aspekte, denen im Kontext einer medikamentösen Therapie Beachtung geschenkt werden sollte [313]:
- Die Therapieadhärenz wird gleichzeitig von verschieden Faktoren beeinflusst.

So spielen die Arzt-Patienten-Beziehung eine wichtige Rolle, aber auch das Gesundheitssystem, der soziale Hintergrund sowie das Nebenwirkungsprofil der verschriebenen Substanzen.

- Therapieadhärenz ist ein dynamischer Prozess, der im Verlauf kontrolliert werden muss.
- Schlechte Therapieadhärenz bei chronischen Erkrankungen ist ein weltweites Problem von fundamentaler Bedeutung.
- Die negativen Folgen einer mangelnden Therapieadhärenz nehmen mit dem weltweiten Anstieg von chronischen Erkrankungen zu.
- Die Folgen einer schlechten Therapieadhärenz bei chronischen Erkrankungen sind schlechtere Therapieerfolge und höhere Gesundheitskosten.
- „Patients need to be supported, not blamed."

5.1.1 Messung der Therapieadhärenz

Die Messung der Therapieadhärenz im klinischen Alltag ist schwierig, da alle **Methoden** fehleranfällig sind und es keinen optimalen Goldstandard gibt [314, 315]. Eine „directly observed therapy" (DOT) ist im klinischen Alltag nicht praktikabel. Indirekt kann die Therapieadhärenz mit folgenden Methoden beurteilt werden:

- Einhalten von Konsultationsterminen: Dies ist eine sehr indirekte und ungenaue Messmethode.
- Tablettenzähler: Der Medikamentenverbrauch kann dabei lediglich angenommen, jedoch nicht bestätigt werden. Mit dieser Methode überschätzt man eher die Therapieadhärenz.

- Medical Event Monitoring Systeme (MEMS): Die elektronische Erfassung der Öffnung von Medikamentenbehältern wird eher für Studienzwecke verwendet.
- Bericht des Patienten mit direkter Patientenbefragung während der Konsultation: Spezielle offene Fragen können dabei Aufschluss über die Adhärenz geben und bei der Abschätzung behilflich sein:
  - Erzählen Sie mir bitte, ob die Tabletteneinnahme in Ihren Tag passt.
  - Welche Erinnerungshilfen benützen Sie während des Tages?
  - Wie nehmen Sie Ihre Medikamente ein?
  - Viele Patienten finden es schwierig, alle Pillen einzunehmen. Vergessen Sie manchmal eine?
  - Ist es Ihnen gelungen, alle Medikamente einzunehmen?
  - Wofür haben Sie diese Medikamente verschrieben bekommen?
  - Welche unerwünschten Wirkungen haben Sie bemerkt?
  - Welche Veränderungen haben Sie bemerkt, seit Sie Ihre Medikamente einnehmen?
  - Gibt es etwas, das es für Sie schwierig macht, Ihre Pillen zu nehmen, z. B. die Art der Anwendung oder die Häufigkeit der Einnahme?
- Tagebücher oder validierte Fragebögen (Tabelle 5–1): Hierbei kann ein „recall und response bias" entstehen. Die Therapieadhärenz kann überschätzt werden.
- Klinische Zeichen: Beispielsweise kann die Messung der Pulsfrequenz unter einer Betablocker-Therapie verwendet werden.

Tabelle 5–1: Validierter Self-report Compliance Questionnaire nach Zeller [317].

Nummer	Beschreibung
	Unten finden Sie 6 Beispiele, welche wiedergeben, wie Patienten verschriebene Medikamente einnehmen. Bitte wählen Sie diejenige Beschreibung (1 bis 6) aus, die am besten beschreibt, wie Sie Ihre verschriebenen Medikamente einnehmen:
1	Ich nehme alle verschrieben Tabletten, regelmäßig und zur selben Zeit.
2	Ich nehme regelmäßig alle verschrieben Tabletten – aber nicht immer genau zum richtigen Zeitpunkt.
3	Manchmal nehme ich nicht alle Tabletten, absichtlich oder unabsichtlich, aber nie an 2 aufeinander folgenden Tagen.
4	Ich vergesse oft, meine Tabletten zu nehmen, absichtlich oder unabsichtlich, mehrmals pro Jahr oder an mehreren Tagen hintereinander.
5	Ich vergesse oft, meine Tabletten zu nehmen, absichtlich oder unabsichtlich, mindestens einmal pro Monat und an mehreren Tagen hintereinander.
6	Ich nehme meine verschriebenen Tabletten fast nie.

Auswertung: 1 = perfekte Therapieadhärenz, 2 = nahezu perfekte Therapieadhärenz, 3 = Vergessen einzelner Dosen, 4 = „drug holidays"* 3–4-mal/Jahr, 5 = „drug holidays"* ³ 1-mal/Monat, 6 = schlechte Therapieadhärenz
* Auslassen der Medikamente an 3 oder mehr Tagen

- Nachweis von Medikamenten und deren Metaboliten in Körperflüssigkeiten: In einer Studie wurden Single-Point-Messungen von Medikamentenkonzentrationen im Urin durchgeführt. Dabei waren 50–60 % der Patienten nicht voll therapieadhärent [316]. Allerdings sind diese Messungen nur eine – teure – Momentaufnahme. Medikamentenspiegel oder sogar das Erreichen eines optimalen Blutdrucks helfen je nachdem auch nicht weiter, weil der Patient im Sinne einer „toothbrush-compliance" (Zähneputzen vor dem Gang zum Zahnarzt) eine hohe Dosis der Medikamente vor der Konsultation eingenommen haben könnte.

Folgende 10 Punkte können zur **Verbesserung/Optimierung** der Therapieadhärenz beitragen:
- kompetente Information durch den Arzt über die Krankheit, über den Nutzen der medikamentösen Therapie sowie den potenziellen Schaden bei Nichtanwendung
- Erfassung des Krankheits- und Therapiemodells des Patienten und, falls möglich, Einleitung einer Konvergenzbewegung der Modelle von Patient und Arzt, bis eine Therapie auch im Krankheitsmodell des Patienten sinnvoll erscheint
- adäquate Kommunikation mit dem Patienten mit dem Ziel, die notwendige

Information und Beratung auf den Bedarf des Patienten abzustimmen und mögliche Probleme früh abzufangen; ergänzende Beratung in Apotheken (die pharmazeutische Betreuung kann einen wichtigen Beitrag zur Führung des Patienten leisten → richtige Anwendung von Medikamenten, Medikamenteninteraktionen, Nebenwirkungen) [318]

- Vereinfachung des Dosierungsintervalls, Verringerung der täglich einzunehmenden Tabletten:
  - Verschreibung von Kombinationspräparaten (z. B. sind auf dem Markt mehrere Dreierkombinationen in einer Tablette verfügbar); in einer Übersichtsarbeit (Ergebnisse von 85 Studien) nahm die Therapieadhärenz mit zunehmender Dosierung eines Medikamentes pro Tag ab [319]
  - Vorziehen von Substanzen mit längerer Halbwertszeit, die einmal täglich dosiert werden können ("forgiving drugs")
- Befragen des Patienten (offene Fragen, s. o.) hinsichtlich Tabletteneinnahme, vergessenen Dosen, möglichen Hindernissen im täglichen Leben; Verknüpfen der Tabletteneinnahme mit typischen Lebensgewohnheiten (z. B. Zähneputzen, Rasur) [320]
- Erfragen von Nebenwirkungen; Nebenwirkungen bereits bei der Verschreibung von Medikamenten bewusst ansprechen [321]
- Steigerung der Eigenverantwortlichkeit und Mitarbeit des Patienten für die Durchführung der Therapie (z. B. Heimblutdruckmessung) [322]
- Ansprechen des Therapieerfolgs und Versagens im Rahmen klar strukturierter Konsultationen; Wiederbestellen von Patienten, die aus unklaren Gründen nicht zur Konsultation erschienen sind [323]
- Anwendung technischer Hilfsmittel wie Tages- oder Wochendosiersets [324], Verwendung von Medikamentenblistern mit aufgedruckten Wochentagen, Integration der Medikamenteneinnahme in den Tagesablauf
- Einbeziehung von Pflegepersonen, Praxishilfen und Angehörigen [321, 325]

5.1.2 Gründe für Mal-Compliance bei der antihypertensiven Therapie

Eine ungenügende Therapieadhärenz ist eine der wichtigsten Ursachen für eine ungenügende Blutdruckkontrolle. Bis zu 40 % der Hypertoniepatienten beenden eine antihypertensive Therapie innerhalb des ersten Jahres nach Etablierung der Therapie. Im Langzeitverlauf über 5–10 Jahre nehmen weniger als 40 % der Patienten noch die Antihypertensiva. In der Allgemeinpraxis (bis zu 16 %) ist die Non-Compliance häufiger als in einer spezialisierten Hypertonieklinik.

Die Gründe für das Absetzen einer antihypertensiven Therapie sind unterschiedlich:

- Nebenwirkungen der Antihypertensiva: Sie werden von einem Drittel der Patienten als Grund für das Absetzen genannt.
- Inadäquate Blutdrucksenkung bei der Selbstmessung: Der Patient glaubt nicht an die Wirkung der Medikamente und setzt sie ab.

- Erreichen der Zielblutdruckwerte: Der Patient glaubt, dass der hohe Blutdruck erfolgreich behandelt ist (hier kann eine bessere Information des Patienten helfen).
- kompliziertes Therapieschema
- chronische Erkrankungen
- ungenügende Arzt-Patienten-Kommunikation bei Therapieetablierung und im Verlauf

5.2 Therapieresistente Hypertonie

Sollten die Blutdruckzielwerte trotz einer Therapie mit mindestens 3 antihypertensiven Substanzen inkl. eines Diuretikums und maximaler vom Patienten tolerierten Dosierung nicht erreicht werden, spricht man von einer Therapieresistenz [326]. Dabei wird bei den meisten **Definitionen** vorausgesetzt, dass die Patienten die Medikamente eingenommen haben, also therapieadhärent sind.

Die **Prävalenz** einer therapieresistenten Hypertonie beträgt 20–30 % [327, 328, 329, 330, 331, 332]. Besonders häufig betroffen sind Patienten über 55 Jahre sowie männliche Patienten oder auch Non-Hispanic-Patienten mit schwarzer Hautfarbe. Des Weiteren stellen eine chronische Niereninsuffizienz, eine Atherosklerose und kardiovaskuläre Erkrankungen oder Diabetes sowie Adipositas ein Risiko dar [333].

5.2.1 Diagnostik

Bei Verdacht auf eine therapieresistente Hypertonie empfiehlt sich ein stufenweises Vorgehen. Zuerst sollte man eine

Pseudoresistenz ausschließen: Hat der Patient wirklich einen erhöhten Blutdruck oder handelt es sich um eine Weißkittelhypertonie? Oder liegen andere, bisher nicht beachtete Gründe für erhöhte Blutdruckwerte wie z. B. sekundäre Ursachen vor? Mögliche Gründe einer Pseudoresistenz sind:

- falsche Messtechnik
- Weißkittelhypertonie
- nicht erkannte andere Gründe für eine Hypertonie (sekundäre Hypertonie)
- Koffein oder Nikotinkonsum kurz vor der Messung
- sklerotische oder kalzifizierte nicht komprimierbare Gefäße (betagte Patienten)
- Patienten-Malcompliance
- nicht adäquates oder suboptimales Therapieregime oder Dosierung

Relativ früh im Abklärungsprozess sollte eine **24-Stunden-Blutdruckmessung** durchgeführt werden [334]. In etwa einem Drittel aller Fälle erweist sich, dass der Patient auf die Therapie reagiert und in der Konsultation eine Weißkittelkomponente vorhanden war. Sollte die 24-Stunden-Blutdruckmessung pathologisch sein, müsste man überlegen, ob diese zu gegebenem Zeitpunkt unter kontrollierter Einnahme der Antihypertensiva wiederholt werden sollte.

Falls die Kriterien für die Diagnose einer therapieresistenten Hypertonie erfüllt sind, sollte die **Therapieadhärenz des Patienten** geklärt werden. Von allen Patienten, die wegen therapieresistenter Hypertonie untersucht wurden, erreichten 49 % in der ambulanten Blutdruckmessung die Zielwerte, 29 % waren nicht adhärent und 49 % hatten tatsächlich eine resistente Hypertonie [335].

5.2.2 Therapiemöglichkeiten

Basismaßnahmen

Falls eine ungenügende oder mangelnde Medikamentenadhärenz die Ursache der weiterhin erhöhten Blutdruckwerte ist, kann ein vereinfachtes Therapieschema die Therapieadhärenz verbessern (s.o.). Auch Lifestyle-Maßnahmen wie körperliche Aktivität, Reduzierung des Alkohols, Kochsalz und Nikotins (Kap. 4.2) sollten (noch einmal) besprochen und allgemeine Maßnahmen zur Senkung des Blutdrucks wie Gewichtsreduktion oder eine DASH-Diät thematisiert werden [336]. Ebenso ist auf Medikamente zu achten, die mit der antihypertensiven Therapie interferieren. Des Weiteren sollte sichergestellt werden, das alle möglichen auslösenden Mechanismen pharmakologisch blockiert sind. Dabei sollten insbesondere der Volumenstatus, das Renin-Angiotensin-Aldosteron-System sowie der peripherere Widerstand noch einmal beurteilt werden. Bevor von einer Therapieresistenz ausgegangen werden kann, sollte eine maximale Dosis an Diuretika inkl., sofern möglich, Spironolacton in das Therapieregime aufgenommen werden (Kap. 4.3.9). Bei Patienten mit eingeschränkter glomerulärer Filtrationsrate – oder auch bei Patienten mit Vasodilatatoren und in diesem Rahmen entstandener Volumenretention – kann der Einsatz potenterer Diurctika nötig werden [337]. Je nach Symptomatik können unterschiedliche medikamentöse Therapiestrategien verfolgt werden (Tabelle 5-2) [338].

Invasive Therapie

Sollte der Blutdruck trotz sichergestellter Therapieadhärenz, Lifestyle-Modifikationen und maximaler pharmakologischer Therapie nicht suffizient gesenkt werden können, muss von einer Therapieresistenz ausgegangen werden. Je nach individuellen Faktoren und Komorbiditäten kommt bei nachgewiesener Therapieresistenz eine invase Therapie in Betracht. Dazu stehen aktuell 2 Verfahren zur Verfügung, die jedoch noch nicht routinemäßig und nur an ausgewählten Zentren durchgeführt werden: die renale Sympathikusdenervation und die Karotis-Baroflexstimulation.

Renale Sympathikusdenervation

Bei der renalen Sympathikusdenervation handelt es sich um eine relativ neue katheterbasierte Therapie. Viele Aspekte, auch

Tabelle 5–2: Mögliche pharmakologische Interventionen bei therapieresistenter Hypertonie (nach [338]).

Symptome/Klinik	Substanz
Ödeme/ Volumenüberladung	Thiazide, Chlortalidon, Schleifendiuretikum
Herzfrequenzkontrolle	Betablocker, kombinierte Alpha/Betablocker, Verapamil oder Diltiazem
erhöhte Renin-Aldosteron-Werte	Spironolacton oder Eplerenon

bezüglich Indikation, Vorabklärungen, technischen Aspekten, Expertise, Follow-up und Nutzen, sind noch nicht abschließend geklärt und werden kontrovers diskutiert.

Zur Behandlung einer Hyperaktivität des renalen Sympathikus, die als zentraler pathophysiologischer Mechanismus der essenziellen Hypertonie postuliert wird, wird bei der Intervention (via transfemoralem Zugang) ein hochfrequenter Wechselstrom auf die Katheterspitze oder auf multiple Elektroden der Katheterspitze gelegt. Dies führt zu einer starken lokalen Erwärmung und so zu einer **thermischen Verödung** der sympathischen Nerven, die in der Adventitia der Nierenarterien verlaufen. Zur Sympathikusdenervation gibt es sehr viele verschiedene technische Produkte.

In einigen **Studien** konnte durch diese Ablationstherapie eine Blutdrucksenkung nach einem Jahr von 20–30 mmHg systolisch erreicht werden (Simplicity HTN-1 [339] und Simplicity HTN-2 [340]). Die Blutdruckeffekte wurden jeweils erst einige Monate bis 1 Jahr nach der Intvervention erreicht. In der ersten randomisierten Studie (Simplicity HTN-3 [341]) war die Nierennervenablation jedoch nicht erfolgreicher bezüglich der Blutdrucksenkung als die Shame-Prozedur in einer Multizenterstudie. Die Studie wies jedoch Mängel auf bezüglich der Vergleichbarkeit der Gruppen [342], sodass der effektive Nutzen der Technik aktuell noch offenbleibt.

Karotis-Baroreflexstimulation

Im Bereich des Sinus der Karotisarterien finden sich ein dehnungssensitives („stretch-sensitive") Zellpaket, die sog. Karotis-Barorezeptoren. Bei Blutdruckanstieg sind diese Zellen einem Dehnungsreiz ausgesetzt. Die Afferenzen führen in den Nucleus tractus solitarius (NTS), die Efferenzen des NTS modulieren das autonome Nervensystem, vermindern die Sympathikusaktivität und erhöhen die Parasymathikusaktivität, was in der Folge über diverse Mechanismen zu einer Blutdrucksenkung führt. Durch eine gezielte therapeutische **elektrische Stimulation** dieser Barorezeptoren im Karotissinus kann entsprechend eine Blutdrucksenkung erzielt werden.

Mit der Karotis-Baroreflexstimulation konnte in verschiedenen **Studien** (De-But-TH Trial, Rheos Pivotal Studie, Barostim neo) eine signifikante akute sowie eine langfristige Blutdrucksenkung zwischen systolisch 20–40 mmHg und diastolisch 10–25 mmHg erreicht werden. In der 24-Stunden-Blutdruckmessung war die Langzeit-Blutdrucksenkung mit 10–20 mmHg systolisch und 5–15 mmHg diastolisch geringer. Die Responderrate liegt zwischen 75 und 85 %. Weil die Studien mit Barorezeptoraktivierung relativ klein sind und es keine prospektiven randomisierten Studien gibt, sollte diese Therapie aktuell nur für ein selektives Patientengut eingesetzt werden.

6 Spezielle Patientengruppen

6.1 Hypertonie bei Kindern und Jugendlichen

Die Prävalenz der Hypertonie bei Kindern hat in den letzten Jahren zugenommen. In den USA wird sie auf 1–5 % geschätzt. Der zu beobachtende Anstieg ist vor allem auf die Zunahme der Adipositas bei Kindern und Jugendlichen zurückzuführen. Bei übergewichtigen Kindern liegt die Prävalenz bei 11 % [301].

6.1.1 Definition der Hypertonie bei Kindern und Jugendlichen

Im Gegensatz zu Erwachsenen wird Hypertonie im Kinder- und Jugendalter nicht durch einen festen Grenzwert definiert. Vielmehr werden Perzentile zur Einschätzung der Blutdruckwerte in Abhängigkeit von Alter, Geschlecht und Größe herangezogen [343]. Liegen die gemessenen Blutdruckwerte über dem 90. Perzentil, spricht man von hochnormalen Blutdruckwerten, bei Werten über dem 95. Perzentil liegt eine Hypertonie vor.

6.1.2 Ursachen

Je nach Alter finden sich unterschiedliche Ursachen für die Hypertonie. Bei Neugeborenen und Säuglingen sind kongenitale Erkrankungen am häufigsten, bei Kindern unter 6 Jahren ist oft eine sekundäre Hypertonie renalen oder renovaskulären Ursprungs zu finden. Je jünger das Kind ist, desto höher ist der gemessene Blutdruck und desto wahrscheinlicher ist eine sekundäre Ursache [344]. Erst im späteren Kindes- und im Adoleszentenalter wird die essenzielle Hypertonie häufiger, meist im Zusammengang mit einer Adipositas. In der Tabelle 6–1 sind die häufigsten Ursachen in Abhängigkeit vom Alter aufgelistet.

6.1.3 Screening und Diagnostik

Ob es sinnvoll ist, bei asymptomatischen Kindern und Jugendlichen ein **Hypertonie-Screening** durchzuführen, wird aktuell kontrovers beurteilt: Während die AHA National Heart Lung and Blood Institute und die American Academy of Pediatrics jährliche Blutdruckmessungen bei Kindern und Jugendlichen im Alter von 3–17 Jahren empfehlen, sprechen sich die US Preventive Services Task Force und die

Tabelle 6–1: Häufigste Ursachen der Hypertonie bei Kindern nach Altersgruppen (nach [345]).

Altersgruppe	Ursache
Neugeborene und Säuglinge (< 1 Jahr)	• Nierenarterien/venenthrombose • Nierenarterienstenose • kongenitale renale Anomalien • Koarktation der Aorta • bronchopulmonale Dysplasie • renoparenchymale Erkrankung • iatrogen • Tumor
Kleinkinder (1–6 Jahre)	• renovaskuläre Krankheit • Erkrankungen des Nierenparenchyms • Koarktation der Aorta • Tumor • endokrine Ursachen • essenzielle Hypertonie • iatrogen
Schulkinder (7–10 Jahre)	• Erkrankungen des Nierenparenchyms • primäre essenzielle Hypertonie • renovaskuläre Krankheit • Koarktation der Aorta • endokrine Ursachen • Tumor
Jugendliche (11–18 Jahre)	• primäre essenzielle Hypertonie • iatrogen • Medikation, Drogen, Substanzen (Koffein) • Erkrankungen des Nierenparenchyms • endokrine Ursachen

American Academy of Family Practice dagegen aus [301].

Bei Kindern ist es besonders wichtig, bei der **Blutdruckmessung** auf die geeignete Manschettengröße zu achten. Werden erhöhte Blutdruckwerte gemessen, muss die Messung zu einem späteren Zeitpunkt (und ggf. mehrfach) wiederholt werden, um die Diagnose zu verifizieren. Außerdem sollten die Blutdruckwerte bei jeder Erstuntersuchung an beiden Armen sowie an den unteren Extremitäten bestimmt werden.

> **Merke**
>
> Gesunde Kinder haben an den oberen Extremitäten den gleichen Blutdruckwert, der 10–22 mmHg niedriger ist als an den unteren Extremitäten.

Besteht eine Seitendifferenz mit signifikant niedrigeren Werten am linken Arm und fehlenden höheren Werten an der unteren Extremität sowie verminderten femoralen Pulsen, kann dies auf eine Koarktation der Aorta hinweisen.

Da eine Hypertonie im Kindesalter häufig eine sekundäre **Ursache** hat, ist eine sorgfältige Abklärung wichtig. Auch sollten immer renale Ursachen gesucht werden. Die Anamnese kann wichtige Informationen liefern und sollte Familienanamnese, Schwangerschafts- und Geburtsanamnese sowie die persönliche Anamnese umfassen.

Werden erhöhte Blutdruckwerte nachgewiesen, empfiehlt sich die folgende Diagnostik [301]:

- Hämatogramm, Elektrolyte, Nierenretentions- und Nierenfunktionswerte
- Urin: Proteinurie, ggf. Mikroalbuminurie
- Nierensonografie, ggf. Doppler-Untersuchung bei entsprechendem Verdacht
- Echokardiografie
- Bestimmung der Schilddrüsenhormone je nach Klinik

6.1.4 Antihypertensive Therapie bei Kindern

Die Behandlung der Hypertonie hängt von der Genese ab und richtet sich entsprechend nach ihr. Besonders bei einer essenziellen Therapie stehen nicht pharmakologische Therapien im Vordergrund [346]. Primär sollte dabei versucht werden, den Blutdruck über eine **Änderung des Lebensstils** zu senken. Dazu gehören Gewichtsverlust, mehr Bewegung und Ernährungsberatung (Reduzierung Cholesterin- und Fettaufnahme, Süßgetränke, kleinere Portionen). Sind diese Maßnahmen bei einer Hypertonie Grad 1 nicht erfolgreich, sollte der Patient schon nach einem Monat beim Facharzt vorgestellt und ggf. eine medikamentöse Therapie eingeleitet werden.

Insgesamt gibt es wenig Daten zum Gebrauch von **Antihypertensiva bei Kindern**. Meist wird auch nur die Blutdrucksenkung und nicht der Einfluss auf Endorganschäden beurteilt. Gemäß einer Metaanalyse der publizierten Studien besteht aktuell keine Evidenz für einen konsistenten Zusammenhang hinsichtlich der Dosis und Wirkung, insbesondere für steigende Dosen von Angiotensin-II-Rezeptorenblockern, Kalziumantagonisten oder ACE-Hemmern. Diese Medikamente erscheinen aber zumindest in den Kurzzeitstudien als sicher [347].

6.2 Hypertonie in der Schwangerschaft

6.2.1 Vorkommen und allgemeine Bedeutung

Ein erhöhter Blutdruck in der Schwangerschaft ist ein Hauptgrund für maternale, fetale und neonatale Morbidität und Mortalität. Die Risiken von Abruptio placentae, zerebrovaskulären Komplikationen, Präeklampsie oder auch einer disseminierten intravasalen Gerinnung sind erhöht. Dies gilt auch für die Risiken der Wachstumsverzögerung des Fötus, der Frühgeburtlichkeit und des intrauterinen Todes. Die Prävalenz für eine Hypertonie in der Schwangerschaft wird unterschiedlich angegeben und mit Werten von 5–7 % [348] bis 15 % [349] der Schwangerschaften beschrieben. Erhöht ist das Risiko insbesondere bei Primipara, bei älteren Frauen, bei Frauen afrikanischer Herkunft oder bei Frauen mit einem Diabetes mellitus.

6.2.2 Physiologische Variation des Blutdrucks während der Schwangerschaft

Während der Schwangerschaft treten physiologische Variationen des Blutdrucks auf (Abbildung 6–1). Bei gesunden Frauen fällt der Blutdruck in der 20.–26. Woche um ca. 10 mmHg des Ausgangswertes ab und steigt dann bis zur Entbindung kontinuierlich um 7–10 % an. Nach der Geburt normalisiert sich der Blutdruck wieder. Der Blutdruckverlauf während der Schwangerschaft hängt von diversen Faktoren ab, z. B. dem Alter, dem Ausgangswert des Blutdrucks, dem Body Mass Index, dem Gewichtsverlauf und der ethnischen Herkunft.

6.2.3 Blutdruckgrenzwerte in der Schwangerschaft

Grundsätzlich gelten die gleichen Grenzwerte wie bei nicht schwangeren Erwachsenen [349] (Kap. 1.1).

6.2.4 Formen der Hypertonie in der Schwangerschaft

Es werden 4 Formen der Schwangerschaftshypertonie unterschieden:
- die vorbestehende, chronische Hypertonie
- die Gestationshypertonie
- die Präeklampsie/Eklampsie
- die Präeklampsie aufgepropft auf eine chronische Hypertonie

In Tabelle 6–2 sind die 4 Formen und ihre Definition bzw. Merkmale sowie ihre geschätzte Auftretenshäufigkeit zusammengefasst.

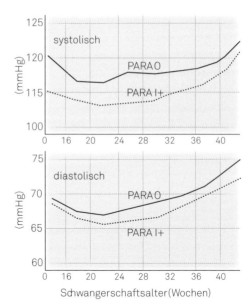

Abbildung 6–1: Physiologischer Verlauf des Blutdrucks in der Schwangerschaft [2].
PARA 0 = bisher keine Geburt
PARA I0 = bereits ein Kind oder mehr

Chronische Hypertonie

Diese Form der Hypertonie besteht entweder schon vor der Schwangerschaft oder entwickelt sich vor der 20. Schwangerschaftswoche, in der Regel besteht sie länger als 6 Wochen post partum weiter [349]. Wegen des physiologischen Blutdruckabfalls im zweiten Trimester haben viele Frauen mit chronischer Hypertonie vor der 20. Schwangerschaftswoche normale Blutdruckwerte [349].

Die chronische Hypertonie kann in verschiedenen Schweregraden auftreten, eine Proteinurie ist jedoch sehr selten. Milde Formen sind häufig. Frauen mit milder bis mäßiger Erhöhung des Blutdrucks und guter Nierenfunktion haben eine gute Prognose. Bei Frauen mit vorbestehender Hypertonie sind aber die Risiken einer

Tabelle 6–2: Formen der Schwangerschaftshypertonie, ihre Charakteristika und Häufigkeit (nach [350], basierend auf [351, 352]).

Formen der Schwangerschaftshypertonie	Definition/Merkmale	Geschätzte Häufigkeit
chronische Hypertonie	• Blutdruckerhöhung ≥ 140/90 mmHg bereits vorhanden vor der 20. SSW • Persistenz meist länger als 6 Wochen post partum	1–5 % der Schwangerschaften
Gestationshypertonie	• Auftreten > 20. SSW • Proteinurie kann vorhanden sein oder fehlen • Fehlen anderer Zeichen der Präeklampsie • Verschwinden der Hypertonie normalerweise bis 6 Wochen post partum	6–7 % der Schwangerschaften
Präeklampsie/ Eklampsie	• Auftreten > 20. SSW • Proteinurie > 300 mg/24 h oder > 30 mg/mmol im Spoturin • Eklampsie: Auftreten von epileptischen Anfällen bei Patientinnen mit Präeklampsie	5–7 % der Schwangerschaften
Präeklampsie aufgepropft auf eine chronische Hypertonie	• Auftreten einer Präeklampsie • bei vorbestehender chronischer Hypertonie > 20 SSW	20–25 % der chronischen Schwangerschaftshypertonien
SSW = Schwangerschaftswoche		

Präeklampsie sowie einer Abruptio placentae erhöht, bei ihren Kindern die der perinatalen Morbidität und Mortalität [353].

Oft ist der Blutdruck durch nicht pharmakologische Maßnahmen kontrollierbar.

Gestationshypertonie

Die Gestationshypertonie tritt nach der 20. SSW auf. Eine Proteinurie kann bestehen oder fehlen. Die Blutdruckerhöhung ist häufig mild und klingt meist nach der Entbindung wieder ab. Oft ist die Gestationshypertonie ein Vorläufer einer chronischen Hypertonie und die betroffene Frau entwickelt später im Leben eine Hypertonie. Die Gestationshypertonie kann aber auch eine frühe Manifestation einer Präeklampsie oder ein Zeichen einer bisher unerkannten chronischen Hypertonie sein. Viele Frauen haben auch in einer weiteren Schwangerschaft wieder eine Gestationshypertonie [348].

Präeklampsie

Von einer Präeklampsie spricht man, sofern nach der 20. SSW eine Hypertonie und eine signifikante Proteinurie von über 0,3 g/24 h auftreten. Es kommt zu einer Plazentainsuffizienz, die zu einem reduzierten fetalen Wachstum führt [349]. Die Präeklampsie gehört zu den häufigsten Ursachen mütterlicher Sterbefälle.

Risikofaktoren

Eine Präeklampsie ist häufiger in der ersten Schwangerschaft und bei Mehrlingsschwangerschaften zu beobachten oder auch, wenn eine vorherige Schwangerschaft weniger als 2 oder mehr als 10 Jahre zurückliegt. Weitere Risikofaktoren sind [350]:

- positive Familienanamnese
- Alter > 40 Jahre
- Adipositas mit einem BMI > 35 kg/m^2
- afrikanische Abstammung
- chronische Niereninsuffizienz
- Hypertonie oder Diabetes bzw. Insulinresistenz vor der Schwangerschaft
- Thrombophilie, systemischer Lupus erythematodus
- Migräne

Symptome

Ödeme sind während der Schwangerschaft häufig (60 %) und in der Regel kein Zeichen einer Präeklampsie. Sie gelten daher nicht als spezifisches, wegweisendes Symptom [349]. Hingegen können eine deutliche Gewichtszunahme innerhalb kurzer Zeit (> 2 kg/Woche) und Gesichtsödeme als Zeichen einer Präeklampsie gewertet werden. Häufig findet sich dann auch eine abnorme Leberfunktion [348]. Aber es gibt auch Frauen mit einer auf den ersten Blick milden Form, einer nur geringen Erhöhung des Blutdrucks und geringer Proteinurie, aber zusätzlichen Risikofaktoren. Hier kann sich im Verlauf eine rasche Progredienz zeigen. Deshalb muss bei einer neu aufgetretenen Hypertonie in der zweiten Schwangerschaftshälfte eine Präeklampsie aktiv gesucht werden [348]. Die wichtigsten klinischen Hinweise auf eine schwere Form der Präeklampsie sind [348]:

- Auftreten vor der 35. Schwangerschaftswoche
- diastolischer Blutdruck > 110 mmHg
- Kopfschmerzen
- Bauchschmerzen
- Oligurie
- glomeruläre Filtrationsrate erhöht (dann sinkend)
- Leberenzyme LDH, AST erhöht
- Proteinurie > 3 g/24 h

Vorgehen und Verlauf

Besteht der Verdacht auf eine Präeklampsie, sollte die Patientin sofort und rasch in die Klinik eingewiesen werden, da sich ihr Zustand innerhalb von Stunden massiv verschlechtern kann. Eine wichtige Sofortmaßnahme ist Bettruhe.

Besonders gefürchtet sind schwere Organdysfunktionen, die aufgrund von Störungen in der Plazenta mit einer Freisetzung humoraler Faktoren und konsekutiver endothelialer Dysfunktion einhergehen können wie z. B. das HELLP-Syndrom. Eine enge medizinische Überwachung und rechtzeitige Entbindung ist prognostisch wichtig. Im Regelfall bildet sich die Präeklampsie post partum innerhalb weniger Tage zurück. Die Ausgangsblutdruckwerte sollten bis in der 12. postpartalen Woche erreicht sein.

Eklampsie

Als Eklampsie wird die schwerste Form der Präeklampsie mit zusätzlich Grand-Mal-Anfällen bezeichnet; die Höhe des Blutdrucks ist dabei kein Diagnosekriterium. Nicht jeder Eklampsie geht eine Präeklampsie voraus.

6.2.5 Diagnostik

Der Blutdruck kann an der sitzenden oder allenfalls auf der linken Seite liegenden Patientin gemessen werden. Bei erhöhten Blutdruckwerten ist wie bei nicht schwangeren Patienten eine 24-Stunden-Blutdruckmessung indiziert, um eine mögliche Weißkittelhypertonie auszuschließen oder nachzuweisen:

- Der Ausschluss der Weißkittelhypertonie verhindert unnötige medikamentöse Therapien oder unnötige frühzeitige Entbindungen. Denn die Inzidenz der Präeklampsie ist bei einer Weißkittelhypertonie genauso hoch wie bei einer Normotonie und signifikant niedriger als bei einer Hypertonie.
- Werden die erhöhten Blutdruckwerte bestätigt, sollte die Patientin engmaschig – d.h. wöchentlich in der Praxis und auch als Selbstmessung durch die Patientin – überwacht werden. Zur Einschätzung des Risikos sollten des Weiteren eine Urinanalyse inkl. 24-Urin-Sammlung durchgeführt, ein Hämatogramm erstellt und das Serumkreatinin, die glomeruläre Filtrationsrate, die Harnsäure und die Leberenzyme bestimmt werden [350].

6.2.6 Therapie

Grundlagen

In der Schwangerschaft müssen aufgrund der passager veränderten physiologischen Blutdruckverläufe (Abbildung 6-1) verschiedene Aspekte beachtet werden. Patientinnen mit einer vorbestehenden Hypertonie können die **antihypertensive Therapie** in der ersten Hälfte der Schwangerschaft manchmal reduzieren, da der Blutdruck physiologischerweise niedriger ist [349]. Die Medikation selbst sollte frühzeitig, sobald eine Schwangerschaft geplant oder bekannt ist, überprüft und ggf. umgestellt werden, da einige pharmakologische Substanzen in der Schwangerschaft kontraindiziert sind oder nur mit äußerster Vorsicht verwendet werden dürfen (s.u.). Bei den **nicht pharmakologischen Maßnahmen** ist eine Salzreduktion kontraindiziert, da dies zu einer Senkung des intravaskulären Volumens führt [349]. Das Vermeiden übermäßiger körperlicher Aktivität oder sogar Bettruhe kann je nach Situation empfohlen werden.

Die Indikation zur medikamentösen antihypertensiven Therapie ohne Hinweise auf eine drohende Präeklampsie ist umstritten. Aktuell gibt es keine randomisierten Studien zur antihypertensiven Therapie während der Schwangerschaft [354] – primär aus ethischen Gründen. Die **Leitlinien** der NHBPEP-Arbeitsgruppe (NHBPEP = National High Blood Pressure Education Program) und des American College of Obstetricians and Gynecologists empfehlen die Therapie von Blutdruckwerten ab 150–160 mmHg systolisch und/oder ab 100–110 mmHg diastolisch, wobei das Ziel der antihypertensiven Therapie eine Verringerung mütterlicher Endorganschäden ist [355].

> **Merke**
>
> Besteht der Verdacht auf eine Präeklampsie, ist ein gynäkologisches Monitoring des Fötus essenziell. Die fetale Herzfrequenz kann dabei als Surrogatmarker für die utero-plazentare Perfusion wichtige Informationen liefern.

Der Nutzen einer pharmakologischen **Behandlung für das Kind** ist nicht sicher nachgewiesen. Insbesondere wenn die Blutdruckwerte nur wenig erhöht waren, hatte dies keinen Einfluss auf die Tot- oder Frühgeburtenrate oder auch das Gewicht des Fötus [356]. In anderen Studien war die Blutdrucksenkung während der Schwangerschaft mit fetaler Wachstumsverzögerung und niedrigem Geburtsgewicht assoziiert [357].

> **Merke**
>
> Als Indikation einer antihypertensiven Therapie ist bisher nur die Senkung des kardiovaskulären und zerebrovaskulären Risikos der Mutter gesichert.

Die Gefahr einer medikamentös fetalen Schädigung und/oder einer Hypoperfusion der Plazenta muss damit letztlich gegenüber dem potenziellen Nutzen für Mutter und Kind sorgfältig abgewogen werden.

Der Beginn einer medikamentösen Dauertherapie sollte deshalb von allen betreuenden Ärzten beurteilt und ihr Nutzen bzw. Schaden sorgfältig erörtert werden.

Bei einer **schweren Hypertonie** sollte die Patientin unmittelbar stationär behandelt werden. Eine schwere Hypertonie ist mit einer höheren Inzidenz von Schlaganfällen und kardiovaskulären Komplikationen während der Schwangerschaft assoziiert und sollte daher sofort medikamentös behandelt werden. Die Entbindung ist die einzige kausale Therapie der schwangerschaftsbedingten Hypertonie [349].

Medikamentöse Therapie

Zur medikamentösen Behandlung stehen verschiedene Substanzen zur Verfügung. Während der Schwangerschaft sollten bevorzugt (CHIPS-Studie) Labetalol, α-Methyldopa, Nifedipin sowie Betablocker (bevorzugt Metoprolol) eingesetzt werden (Tabelle 6–3). Hypertensive Not-

Tabelle 6–3: Oral antihypertensive Substanzen in der Schwangerschaft [350]. *(Fortsetzung n. Seite)*

Sub-stanzen	Fetales Risiko	Stillen	Risiko-klasse[1]
Medikamente, die in der Schwangerschaft eingesetzt werden können			
Methyl-dopa	am häufigsten verwendet, meiste Daten zum fetalen Risiko, bei Frauen mit Risiko der Depression vermeiden	sicher	B oral C intravenös
Labetalol	assoziiert mit intrauteriner Wachstumsstörung und Bradykardie des Neugeborenen	sicher, Neugeborene sollte wegen möglicher Bradykardie beobachtet werden	C
Atenolol, Metopro-lol	assoziiert mit intrauteriner Wachstumsstörung, Frühgeburt sowie Hypoglykämie und Bradykardie des Neugeborenen; Atenolol sollte vermieden werden	sicher, Neugeborene sollte wegen möglicher Bradykardie beobachtet werden	D Atenolol C Metoprolol

Sub-stanzen	Fetales Risiko	Stillen	Risiko-klasse[1]
Nifedipin	sublinguale Applikation vermeiden; gute Sicherheitslage bei langsamer Freisetzung	sicher	C
Amlo-dipin	war sehr wirksam, Sicherheitsdaten fehlen jedoch; Kalziumkanalblocker wirken tokolytisch	keine Daten, mög-lichst vermeiden	C
Hydra-lazin	mögliche Assoziationen mit Hypospa-die, Thrombozytopenie und lupusähn-lichem Syndrom beim Neugeborenen	sicher	C
Hydro-chloro-thiazid	Hypoglykämie, Thrombozytopenie und hämolytische Anämie beim Neugebo-renen; Störungen des Elektrolythaus-halts bei der Mutter	sicher, kann aber die Menge der Milch verringern	B

Medikamente, die in der Schwangerschaft vermieden werden sollten

Captopril, Lisinopril	Oligohydramnion, intrauterine Wachs-tumsstörung des Feten, Verknöche-rungsdefekte des Schädels, Nieren-dysplasie, Anurie, Hypotonie des Neugeborenen, Gliedmaßenkontrak-turen, Tod	keine Daten; vermeiden	D (C erstes Trimester)
Losartan, Valsartan	keine Daten beim Menschen, mögliche Nieren- und Schädeldefekte, Hypoto-nie beim Neugeborenen, Anurie	keine Daten; vermeiden	D (C Losartan im ersten Trimester)
Aliskiren (direkter Reninin-hibitor)	Teratogenität (wahrscheinlich auf-grund der Daten von ACE-Hemmern und Angiotensin-II-Rezeptorenblo-ckern, aber in Tierstudien nicht nachgewiesen)	keine Daten; vermeiden	D (C erstes Trimester)

1 Risikoklasse B:
- in Tierstudien ist kein fetales Risiko nachgewiesen worden, kontrollierte Studien bei Schwangeren liegen jedoch nicht vor *oder*
- in Tierstudien ist ein fetales Risiko nachgewiesen worden, das aber in kontrollierten Studien bei Schwangeren im ersten Trimester nicht bestätigt werden konnte (und in späteren Trimestern unwahr-scheinlich ist)

Risikoklasse C:
- in Tierstudien ist ein fetales Risiko nachgewiesen worden, kontrollierte Studien bei Schwangeren gibt es nicht oder liegen nicht vor (das Medikament sollte nur gegeben werden, wenn der mögliche Nutzen das mögliche Risiko für den Feten übersteigt)

Risikoklasse D:
- es ist eine Evidenz für das fetale Risiko beim Menschen nachgewiesen worden, aber der Nutzen für die Schwangere rechtfertigt den Einsatz des Medikaments trotz dieses Risikos

fälle in der Schwangerschaft werden in der Regel durch die intravenöse Gabe von Labetalol oder Glyceroltrinitrat therapiert. Nitroprussidnatrium sollte nur mit äußerster Vorsicht eingesetzt werden in anderweitig nicht mehr kontrollierbaren hypertensiven Notfällen – insbesondere bei Frauen mit beeinträchtigter Nieren- oder Leberfunktion. Hier sollte der Thiocyanat- bzw. Zyanidspiegel überwacht werden, um eine Zyanidintoxikation zu vermeiden [358].

Methyldopa

Methyldopa, ein zentraler α_2-Agonist, ist das am weitesten verbreitete Antihypertensivum in der Schwangerschaft. Es ist die am besten dokumentierte Substanz. Methyldopa kann das Fortschreiten zu einer schweren Hypertonie vermindern, Nebenwirkungen auf die fötale Hämodynamik scheinen nicht zu bestehen. Wenn das Risiko einer Depression besteht, sollte es nicht gegeben werden [350].

Betablocker

Betablocker sind nicht teratogen, sollten aber im 1. Trimenon vermieden werden, weil sie häufiger mit einer fetalen Wachstumsstörung assoziiert wurden [359]. Am häufigsten eingesetzt wird Labetalol, ein nicht selektiver Betablocker mit leichter Alphablocker-Wirkung. Er scheint sicher und effizient zu sein. Auch andere Betablocker können eingesetzt werden, wobei Metoprolol zu bevorzugen ist. Sie senken den Blutdruck der Mutter effizient, schwere Hypertonien kommen unter einer Therapie mit Betablockern seltener vor. Allerdings kann es zu einer neonatalen Bradykardie kommen, die aber nicht klinisch signifikant ist. In höheren Dosen können neonatale Hypoglykämien auftre-

ten. Nicht eingesetzt werden sollte Atenolol, das in einer Studie zu einer ausgeprägten Wachstumsverzögerung geführt hatte [360].

Kalziumantagonisten

Die Daten sind spärlich. Kalziumantagonisten scheinen nicht teratogen zu sein und wurden bereits in Notfallsituationen in der späteren Schwangerschaft eingesetzt. Allerdings ist Labetalol in dieser Situation eher zu empfehlen [360]. Nifedipin und Isradipin können bei hypertensiven Notfällen gegeben werden, sollten jedoch nicht zusammen mit Magnesium eingenommen werden (wegen einer synergistischen Wirkung und der Gefahr einer Hypotonie) [349].

Diuretika

Die Gabe von Diuretika wird kontrovers beurteilt. Einige Autoren empfehlen die Weiterführung einer Diuretikatherapie. Hydrochlorothiazid kann z.B. während der Schwangerschaft weiter gegeben werden [360]. Wegen einer Verminderung des zirkulierenden Blutvolumens sowie Elektrolytstörungen sollte man Diuretika jedoch eher zurückhaltend oder zumindest in niedriger Dosierung einsetzen. Die ESC-Leitlinien empfehlen Diuretika wegen des verminderten Plazenta-Blutflusses nicht [349]. Low-Dose-Diuretika können insbesondere in Kombination mit Methyldopa eingesetzt werden [348]. Spironolacton ist wegen des antiandrogenen Effekts kontraindiziert [360].

ACE-Hemmer und Angiotensin-II-Rezeptorenblocker

Frauen, die bereits mit ACE-Hemmern oder Angiotensin-II-Rezeptorenblockern behandelt werden, sollten rasch auf eine andere Therapie umgestellt werden. Diese Substanzen können vor allem im 2. Trimenon die Nierenentwicklung des Fetus schädigen. Falls eine Frau unter der Therapie von ACE-Hemmern oder Angiotensin-II-Rezeptorenblockern schwanger wurde, ist ein Schwangerschaftsabbruch wegen möglicher Nebenwirkungen der Medikamente im 1. Trimenon nicht indiziert, auch wenn eine Erhöhung von Herzfehlbildungen in einer Studie beschrieben wurde (von 3 auf 7%) [360]. Nicht schwangere Frauen im gebärfähigen Alter müssen über die Risiken von RAS-Blockern aufgeklärt werden.

Periphere α_1-adrenerge Antagonisten
Aufgrund ungenügender Erfahrung in der Schwangerschaft sollten diese Substanzen nicht verschrieben werden.

Urapidil
Für den Gebrauch von Urapidil in der Schwangerschaft gibt es bisher praktisch keine Erfahrungen und entsprechend sollte diese Substanz in Notfallsituationen nur zurückhaltend angewendet werden.

6.3 Antihypertensiva bei der stillenden Frau

Die klinische Datenlage zur antihypertensiven Therapie während der Laktation ist spärlich. Allerdings wird aufgrund der Pharmakokinetik der verschiedenen Antihypertensiva bezüglich Anreicherung in der Muttermilch eine Auswahl vorgeschlagen. Die Empfehlungen hinsichtlich der geeigneten Antihypertensiva während der Laktation sind nicht einheitlich. Antihypertensiva, die *üblicherweise* mit dem Stillen vereinbar sind, sind in Tabelle 6–4 zusammengefasst.

Auch für die Laktation gilt Methyldopa als die sicherste Substanz. Bei den Betablockern werden Atenolol und Propranolol in der Milch angereichert, während dies z. B. für Labetalol weniger der Fall ist. Diuretika dürfen während der Laktation verschrieben werden, allerdings besteht das Risiko einer Verminderung des Volumens der Brustmilchproduktion. Kalziumantagonisten treten in die Milch über, allerdings nur in geringer klinisch unbedeutender Menge. Für Angiotensin-II-Rezeptorenblocker und Reninhibitoren ist die Datenlage ungenügend, sodass diese Substanzen während des Stillens nicht gegeben werden sollten [360].

Tabelle 6–4: Üblicherweise mit der Laktation verträgliche Antihypertensiva [360].

Klasse	Substanz
ACE-Hemmer	• Enalapril • Captopril • Quinapril
Kalzium-antagonisten	• Nifedipin • Diltiazem • Verapamil
Betablocker	• Labetalol • Metoprolol • Nadolol • Timolol • Oxprenolol
Diuretika	• Hydrochlorothiazid • Furosemid • Spironolacton
andere	• Methyldopa • Minoxidil • Hydralazin

6.4   Hypertonie im Alter

Im Lauf des Lebens nimmt der systolische Blutdruck stetig zu, während der diastolische Blutdruck lediglich bis zum 55.–60. Lebensjahr ansteigt und dann stabil bleibt oder sogar fällt. Ursache ist vor allem eine zunehmende Steifigkeit der arteriellen Gefäßwände und Verlust der Elastizität und der Windkesselfunktion. Dies führt zu einer größeren Blutdruckamplitude mit isoliert erhöhten systolischen und normalen diastolischen Blutdruckwerten und wird als **isolierte systolische Hypertonie** bezeichnet. Der mittlere arterielle Blutdruck ist wegen des steileren Anstiegs und des steilen Abfalls der Blutdruckpulskurve allerdings meist niedriger, als man aufgrund des systolischen Blutdrucks und im Vergleich zu einem jüngeren Patienten annehmen würde.

> **Merke**
>
> Die isolierte systolische Hypertonie ist definiert als ein Blutdruck mit einem systolischen Wert von mehr als 140 mmHg bei einem diastolischen Wert unter 90 mmHg (nach [2]). Die isolierte systolische Hypertonie tritt vor allem bei Personen über 60 Jahre auf, in diesem Alter ist sie ist mit 60–80 % die häufigste Form der Hypertonie [361].

Einige betagte Patienten („frail elderly") benötigen einen höheren Blutdruck, um bei steifen atheroskerotisch veränderten Gefäßen eine Organperfusion zu gewährleisten [362]. Jedoch ist auch bei älteren Patienten die arterielle Hypertonie ein wichtiger **Risikofaktor** für koronare Ereignisse [363], Schlaganfall [364], Herzinsuffizienz [365], peripher arterielle Verschlusskrankheit [366] sowie für demenzielle Syndrome [367]. Das absolute kardiovaskuläre Risiko ist bei Blutdruckwerten jeglicher Höhe bei älteren Menschen höher als bei jungen Menschen.

Die außerordentliche **Wirksamkeit einer antihypertensiven Therapie** auch bei über 80-Jährigen konnte in der HYVET-Studie nachgewiesen werden – sogar für die Gesamtmortalität [42]. Durch eine antihypertensive Therapie können Schlaganfälle, koronare Herzkrankheit, dekompensierte Herzinsuffizienz und Tod deutlich reduziert werden. Dies gilt vor allem für die Altersgruppe der 60–80-Jährigen. Auch eine Demenz wird durch eine adäquate Blutdrucksenkung seltener. Durch die Reduzierung von Schlaganfall und Demenz ist die antihypertensive Therapie eine der effizientesten Maßnahmen, um die Pflegebedürftigkeit bei älteren Menschen zu vermindern [368].

6.4.1 Sekundäre Ursachen

Einige sekundäre Ursachen der Hypertonie finden sich bei älteren Patienten häufiger als bei jüngeren, wie z. B. die Nierenarterienstenose. Im höheren Alter ist sie oft Zeichen einer generalisierten Atherosklerose und mit einer erhöhten kardiovaskulären Morbidität und Mortalität verbunden. Eine weitere Ursache der Hypertonie kann eine nicht diagnostizierte Hypothyreose sein. Diese kommt bei über 60-Jährigen in 1–5 % der Fälle vor [369]. Bei älteren Patienten sollte man auch daran denken, dass Schmerz, nächtliche Hypoglykämien und eine Therapie mit NSAR den Blutdruck erhöhen können [369]. Weitere Medikamente, die bei älteren Patienten zu einer Hypertonie führen können, sind:

- NSAR, z.B. Azetylsalizylsäure, Ibuprofen, Naproxen
- Steroide, z.B. Prednison, Methylprednisolone, Dexamethason
- Antidepressiva, z.B. Venlafaxin, Bupropion, Desipramin
- Husten- und Erkältungsmittel, inkl. Nasentropfen, z.B. Pseudoephredin, Phenylephrin
- Migräne-Medikamente, z.B. Ergotamin, Zolmitriptan, Sumatriptan

6.4.2 Spezielle Diagnostik

Generell sollte bei betagten Patienten mit neu entdeckter Hypertonie die gleiche Diagnostik durchgeführt werden wie bei jüngeren Patienten (Kap. 2). Jedoch gibt es zusätzlich einige Aspekte zu beachten:

- Da bei älteren Hypertonikern die **Orthostase** häufig ist, sollte der Blutdruck bei jeder Kontrolle nicht nur im Sitzen, sondern immer auch im Stehen gemessen werden. Insbesondere bei Komorbiditäten, die mit einer Störung des autonomen zentralen oder peripheren Nervensystems einhergehen (z.B. Diabetes oder Morbus Parkinson), kann eine orthostatische Dysregulation vorliegen. Diese kann durch eine zu „scharf" eingestellte antihypertensive Therapie oder sich potenzierende Medikamente bei Polypharmazie verschlechtert werden, sodass die Blutdruckwerte im Stehen zur Prävention von Stürzen wichtig sind.
- Auch kann bei älteren Patienten besonders häufig eine **Weißkittelhypertonie** oder **maskierte Hypertonie** vorliegen. Neben der Praxisblutdruckmessung sollten deshalb auch Selbstmessungen herangezogen und vor allem die Indikation zu einer 24-Stunden-Blutdruckmessung großzügig gestellt werden. Die 24-Stunden-Blutdruckmessung kann zudem auch wichtige Informationen bei der Abklärung von passagerer Hypotonie, Orthostase, Synkope oder Schwindel liefern.
- Regelmäßig sollten die Nieren- und die Leberfunktion kontrolliert werden, weil sie bei der Dosierung einiger Medikamente berücksichtigt werden müssen.

6.4.3 Zielwerte

Die optimalen Blutdruckwerte für betagte Menschen werden immer noch kontovers diskutiert.

Bei **fitten Patienten**, die unter einer bestehenden antihypertensiven Therapie die Schwelle des 80. Lebensjahrs überschreiten, muss diese Therapie nicht aufgrund des Alters angepasst werden [370]. Auch die älteren Patienten profitieren bezüglich der Senkung der Morbidität und Mortalität bei einem absolut hohen Risiko eines solchen Ereignisses besonders von einer effizienten Therapie.

Auch wenn die Ergebnisse der SPRINT-Studie [14], in der eine ältere Kohorte mit einem mttleren Alter von 68 Jahren inkl. niereninsuffizienten Patienten untersucht wurde, eine weitere Blutdrucksenkung befürworten, ist bei älteren Patienten Vorsicht geboten, weil unerwünschte Wirkungen wie Orthostase bei ihnen häufer sind und der Nutzen der niedrigeren Blutdruckwerte mit mehr Nebenwirkungen erkauft wird. Zudem wurden die Resultate der SPRINT-Studie in der Hope Blood Pressure Study [16] nicht bestätigt. Daher sollte das Blutdruckziel für ältere Patienten **individuell festgelegt werden** – insbesondere wenn Komorbiditäten vorliegen oder der Allgemeinzustand vermindert ist.

> **Merke**
>
> Dennoch kann ein systolischer Wert unter 140 mmHg als vernünftiger Zielwert bei relativ gesunden älteren Personen gelten [371]. Der diastolische Blutdruck sollte nicht unter 60–65 mmHg gesenkt werden, weil sonst die vor allem während der Diastole stattfindende Durchblutung der Koronarien eingeschränkt sein kann [372].

Die zerebrale Durchblutung wird durch eine antihypertensive Therapie nicht beeinflusst, auch nicht, wenn bereits signifikante Veränderungen der weißen Substanz vorliegen [373].

6.4.4 Therapie

Auch bei betagten Patienten ist die **Änderung ihres Lebensstils** wirksam. Allerdings sind einige dieser Maßnahmen mit Nebenwirkungen behaftet:

- Ein Gewichtsverlust kann im Alter zu einem Verlust von Muskelmasse führen. Von einer Gewichtsabnahme muss daher selbst bei adipösen älteren Personen abgeraten werden.
- Die Salzreduktion geht mit dem Risiko einer Dehydratation einher [369].

Viele der älteren Patienten sind multimorbid und benötigen in diesem Rahmen verschiedene **Medikamente**. Bei einer Verschlechterung der Einstellbarkeit muss immer auch die Komedikation geprüft werden.

Bei älteren Patienten eignen sich vor allem Diuretika (Chlortalidon, Indapamid) und Kalziumantagonisten, um das Risikos eines Schlaganfalls zu vermindern. Häufig brauchen die älteren Patienten aber mehrere Medikamente, um die Therapieziele zu erreichen [371]. ACE-Hemmer und Angiotensin-II-Rezeptorenblocker können ebenfalls verwendet werden. Betablocker sollten vermieden werden [371]. Bei älteren Hypertonikern gilt ganz besonders: „start low, go slow". In der Regel sollte die Anfangsdosis halb so groß sein wie bei jüngeren Patienten und nur langsam erhöht werden. Auf eventuelle Nebenwirkungen sollte man besonders sorgfältig achten [374]. In der Tabelle 6-5 werden die Effekte einer antihypertensiven Therapie bei älteren Patienten mit denen bei jüngeren Hypertonikern verglichen.

6.5 Patienten mit erektiler Dysfunktion

Die Prävalenz der erektilen Dysfunktion liegt in der männlichen Normalbevölkerung bei ca. 10–30 % [376]. Sie steigt mit dem Alter an – und auch, wenn andere Risikofaktoren der erektilen Dysfunktion vorliegen.

6.5.1 Pathophysiologie und Risikofaktoren

Die durch die arterielle Hypertonie bedingten funktionellen und strukturellen Gefäßwandveränderungen begünstigen eine erektile Dysfunktion [377]. An den feinen Gefäßen des Penis manifestiert sich eine Gefäßschädigung früher als z.B. an den großkalibrigen Koronararterien.

Tabelle 6–5: Unterschiedliche Effekte der antihypertensiven Therapie bei älteren und jüngeren Hypertonikern [375]. *(Fortsetzung n. Seite)*

Medikamentengruppe/ Medikament	Unterschiede zur Pharmakokinetik bei jüngeren Patienten	Dosisanpassung
Aldosteronrezeptorblocker		
Eplerenon, Spironolacton	unbekannt	
Angiotensin-II-Rezeptorenblocker		
Candesartan, Eprosartan, Irbesartan, Losartan, Olmesartan, Telmisartan, Valsartan	• Eprosartan-Clearance vermindert • keine relevanten Unterschiede bei der Halbwertszeit von Irbesartan • Halbwertszeit von Valsartan erhöht	keine Anpassung notwendig
ACE-Hemmer		
Benazepril	Halbwertszeit erhöht, Clearance vermindert	keine Anpassung notwendig
Captopril, Enalapril	keine relevanten Unterschiede bei der Halbwertszeit, Clearance vermindert	mit niedrigster Dosis beginnen; titrieren bis Wirkung einsetzt
Fosinopril, Quinapril, Trandolapril	unbekannt	keine Anpassung notwendig
Lisinopril	Halbwertszeit erhöht, Clearance vermindert	mit niedrigster Dosis beginnen; titrieren bis Wirkung einsetzt
Perindopril	Clearance vermindert	mit niedrigster Dosis beginnen; titrieren bis Wirkung einsetzt
Ramipril	unbekannt	mit niedrigster Dosis beginnen; titrieren bis Wirkung einsetzt
Zentral wirksame α-Agonisten		
Guanfacin	Halbwertszeit erhöht, Clearance vermindert	mit niedrigster Dosis beginnen; titrieren bis Wirkung einsetzt
Peripher wirksame α_1-selektive Agonisten		
Doxazosin	Halbwertszeit erhöht, Verteilungsvolumen erhöht	mit niedrigster Dosis beginnen; titrieren bis Wirkung einsetzt
Prazosin, Terazosin	Halbwertszeit erhöht	mit niedrigster Dosis beginnen; titrieren bis Wirkung einsetzt

Medikamentengruppe/ Medikament	Unterschiede zur Pharmakokinetik bei jüngeren Patienten	Dosisanpassung
Nicht selektive Betablocker ohne ISA		
Nadolol	keine relevanten Unterschiede bei der Halbwertszeit	mit niedrigster Dosis beginnen; titrieren bis Wirkung einsetzt
Propranolol	Halbwertszeit erhöht, Clearance vermindert	mit niedrigster Dosis beginnen; titrieren bis Wirkung einsetzt
Selektive β_1-Blocker ohne ISA		
Atenolol	Halbwertszeit erhöht, keine relevanten Unterschiede beim Verteilungsvolumen, Clearance vermindert	mit niedrigster Dosis beginnen; titrieren bis Wirkung einsetzt
Metoprolol	keine relevanten Unterschiede	mit niedrigster Dosis beginnen; titrieren bis Wirkung einsetzt
Selektive β_1-Blocker mit ISA		
Acebutolol	Halbwertszeit erhöht, Verteilungsvolumen vermindert	mit niedrigster Dosis beginnen; titrieren bis Wirkung einsetzt
Medikamente mit α- und β-Blockade		
Carvedilol	unbekannt	mit niedrigster Dosis beginnen; titrieren bis Wirkung einsetzt
Labetalol	keine relevanten Unterschiede bei der Clearance	mit niedrigster Dosis beginnen; titrieren bis Wirkung einsetzt
Nebivolol	unbekannt	keine Anpassung notwendig
Kalziumantagonisten		
Amlodipin	Halbwertszeit erhöht, Clearance vermindert	mit niedrigster Dosis beginnen; titrieren bis Wirkung einsetzt
Diltiazem, Nifedipin, Verapamil	Halbwertszeit erhöht, keine relevanten Unterschiede beim Verteilungsvolumen, Clearance vermindert	mit niedrigster Dosis beginnen; titrieren bis Wirkung einsetzt
Felodipin	keine relevanten Unterschiede beim Verteilungsvolumen, Clearance vermindert	mit niedrigster Dosis beginnen; titrieren bis Wirkung einsetzt
Nicardipin	keine relevanten Unterschiede bei der Halbwertszeit	anfangs keine Anpassung notwendig

Medikamentengruppe/ Medikament	Unterschiede zur Pharmakokinetik bei jüngeren Patienten	Dosisanpassung
Schleifendiuretika		
Bumetanid	keine relevanten Unterschiede beim Verteilungsvolumen	anfangs keine Anpassung notwendig
Furosemid	Halbwertszeit erhöht, keine relevanten Unterschiede beim Verteilungsvolumen	anfangs keine Anpassung notwendig
Torasemid	unbekannt	anfangs keine Anpassung notwendig
Kaliumsparende Diuretika		
Amilorid, Triamteren	Halbwertszeit erhöht	mit niedrigster Dosis beginnen; titrieren bis Wirkung einsetzt
Thiazide		
Chlortalidon, Hydrochlorothiazid	Halbwertszeit erhöht, Clearance vermindert	mit niedrigster Dosis beginnen; titrieren bis Wirkung einsetzt
Indapamid	keine relevanten Unterschiede	keine Anpassung notwendig
ISA = intrinsische sympathomimetische Aktivität		

So kann eine erektile Dysfunktion einer koronaren Herzkrankheit um einige Jahre vorausgehen.

Bedeutende **Risikofaktoren** der erektilen Dysfunktion sind vor allem die arterielle Hypertonie, aber auch Diabetes, Adipositas, Nikotinkonsum, körperliche Inaktivität, Depression sowie eine Therapie mit Antidepressiva. Die erektile Dysfunktion wird als unabhängiger kardiovaskulärer Risikofaktor betrachtet.

Eine erektile Dysfunktion kann auch **Nebenwirkung einer antihypertensiven Therapie** sein [378]. Sie ist am häufigsten bei Thiaziden, etwas seltener bei Betablockern. Der Betablocker Nebivolol, der neben seiner betablockierenden Wirkung auch zu einer NO-Freisetzung beiträgt, ist in randomisierten Studien nicht mit einer erektilen Dysfunktion assoziiert. Die Angiotensin-II-Rezeptorenblocker verbessern – zumindest in kleineren Studien – sogar die erektile Funktion [271]. Im Gegensatz zu älteren Antihypertensiva sind ACE-Hemmer/Angiotensin-II-Rezeptorenblocker, Kalziumantagonisten und auch moderne Betablocker neutral oder können teils sogar günstige

Auswirkungen auf die erektile Dysfunktion haben.

6.5.2 Therapie

Phosphodiesterasehemmer wie z. B. Sildenafil, Vardebafil, Tadalafil oder Avanafil können grundsätzlich gleichzeitig mit allen Antihypertensiva gegeben werden. Bei **Alphablockern** ist jedoch Vorsicht geboten, weil empfindliche Patienten darauf u. U. mit einer symptomatischen Hypotonie reagieren. Dieser Effekt ist in der Regel innerhalb von 4 Stunden nach Einnahme von Phosphodiesteraseinhibitoren vorhanden. Um einen Blutdruckabfall und eine Orthostase zu vermeiden, sollte die Alphablocker-Therapie in einem Steady State sein, bevor Phosphodiesterasehemmer angewendet werden. Diese sollten dann auch nur in einer niedrigen Dosierung gegeben werden. Zu beachten ist, dass Phosphodiesteraseinhibitoren nicht zusammen mit **NO-Donatoren** gegeben werden. Auch die Einnahme von illegal vertriebenen Nitraten, den sog. „Poppers" (Amylnitrit), ist wegen der Gefahr schwerer Hypotonien kontraindiziert.

Literatur

[1] Barrios, V. et al. (2008). Prevalence of left ventricular hypertrophy detected by Cornell voltage-duration product in a hypertensive population. *Blood Press, 17*, 110–115

[2] Mancia, G. et al. (2013). 2013 ESH/ESC guidelines for the management of arterial hypertension: the Task Force for the Management of Arterial Hypertension of the European Society of Hypertension (ESH) and of the European Society of Cardiology (ESC). *European Heart Journal, 34*, 2159–2219

[3] Parati, G. et al. (2014). European Society of Hypertension practice guidelines for ambulatory blood pressure monitoring. *Journal of Hypertension, 32*, 1359–1366

[4] Gesellschaft, S. H. (2015). Arterielle Hypertonie: Empfehlungen für Ärzte, Expertenmeinung ohne Haftung

[5] Pereira, M. et al. (2009). Differences in prevalence, awareness, treatment and control of hypertension between developing and developed countries. *Journal of Hypertension, 27*, 963–975

[6] Redon, J. et al. (2011). Stroke mortality and trends from 1990 to 2006 in 39 countries from Europe and Central Asia: implications for control of high blood pressure. *European Heart Journal, 32*, 1424–1431

[7] Mills, K. T. et al. (2016). Global Disparities of Hypertension Prevalence and Control: A Systematic Analysis of Population-Based Studies From 90 Countries. *Circulation, 134*, 441–450

[8] Danon-Hersch, N. et al. (2009). Prevalence, awareness, treatment and control of high blood pressure in a Swiss city general population: the CoLaus study. *European Journal of Cardiovascular Prevention and Rehabilitation, 16*, 66–72

[9] Neuhauser, H. K. et al. (2015). Hypertension prevalence, awareness, treatment and control in Germany 1998 and 2008–11. *Journal of Human Hypertension, 29*, 247–253

[10] Go, A. S. et al. (2013). Executive summary: heart disease and stroke statistics--2013 update: a report from the American Heart Association. *Circulation, 127*, 143–152

[11] Tsika, E. P. et al. (2014). The J-curve in arterial hypertension: fact or fallacy? *Cardiology, 129*, 126–135

[12] Mancia, G. et al. (2009). Reappraisal of European guidelines on hypertension management: a European Society of Hypertension Task Force document. *Journal of Hypertension, 27*, 2121–2158

[13] Cushman, W. C. et al. (2010). Effects of Intensive Blood-Pressure Control in Type 2 Diabetes Mellitus. *The New England Journal of Medicine, 362*, 1575–1585

[14] Wright, J. T. Jr., Williamson, J. D., Whelton, P. K., Snyder, J. K., Sink, K. M. et al.; SPRINT research group. (2015). A randomized trial of intensive versus standard blood-pressure control. *The New England Journal of Medicine, 373*, 2103–2116

[15] Vidal-Petiot, E. et al. (2016). Cardiovascular event rates and mortality according to achieved systolic and diastolic blood pressure in patients with stable coronary artery disease: an international cohort study. *Lancet, 388*, 2142–2152

[16] Lonn, E. M., Bosch, J., López-Jaramillo, P. et al. (2016). Blood-pressure lowering in intermediate-risk persons without cardiovascular disease. *The New England Journal*

of Medicine, 374, 2009–2020, doi:10.1056/NEJM oa1600175

[17] Gansevoort, R. T., Correa-Rotter, R., Hemmelgarn, B. R. et al. (2013). Chronic kidney disease and cardiovascular risk: epidemiology, mechanisms, and prevention. *Lancet, 382*, 339–352. doi: 10.1016/S0140-6736(13) 60595-4

[18] Dzau, V. & Braunwald, E. (1991). Resolved and unresolved issues in the prevention and treatment of coronary artery disease: a workshop consensus statement. *American Heart Journal, 121*, 1244–1263

[19] Levy, D., Salomon, M., D'Agostino, R. B. et al. (1994). Prognostic implications of baseline electrocardiographic features and their serial changes in subjects with left ventricular hypertrophy. *Circulation, 90*, 1786–1793

[20] Okin, P. M., Devereux, R. B., Jern, S. et al. (2004). Regression of electrocardiographic left ventricular hypertrophy during antihypertensive treatment and the prediction of major cardiovascular events. *Journal of the American Medical Association, 292*, 2343–2349

[21] Okin, P. M., Oikarinen, L., Viitasalo, M. et al. (2009). Prognostic value of changes in the electrocardiographic strain pattern during antihypertensive treatment: the Losartan intervention for end-point reduction in hypertension study (LIFE). *Circulation, 119*, 1883–1891

[22] Martina, B., Nordmann, A., Dieterle, T. et al. (2006). Impact of baseline echocardiography on treatment outcome in primary care patients with newly detected arterial hypertension: a randomized trial. *American Journal of Hypertension, 19*, 1150–1155

[23] Roest, M. et al. (2001). Excessive urinary albumin levels are associated with future cardiovascular mortality in postmenopausal women. *Circulation, 103*, 3057–3061

[24] Gerstein, H.C. et al. (2001). Albuminuria and risk of cardiovascular events, death, and heart failure in diabetic and nondiabetic individuals. *JAMA, 286*, 421–426

[25] Rosa, T. T. & Palatini, P. (2000). Clinical value of microalbuminuria in hypertension. *Journal of Hypertension, 18*, 645–654

[26] Wachtell, K. et al. (2002). Microalbuminuria in hypertensive patients with electrocardiographic left ventricular hypertrophy: the LIFE study. *Journal of Hypertension, 20*, 405–412

[27] Cuspidi, C. et al. (2002). A comparison of blood pressure control in a hypertension hospital clinic between 1997 and 2000. *Blood Press, 11*, 223–228

[28] Mancia, G. et al. (2007). 2007 ESH-ESC Practice Guidelines for the Management of Arterial Hypertension: ESH-ESC Task Force on the Management of Arterial Hypertension. *Journal of Hypertension, 25*, 1751–1762

[29] Owens, W. B. (2011). Blood pressure control in acute cerebrovascular disease. *Journal of Clinical Hypertension (Greenwich), 13*, 205–211

[30] Qureshi, A. I. (2008). Acute hypertensive response in patients with stroke: pathophysiology and management. *Circulation, 118*, 176–187

[31] Miller, J. et al. (2014). Management of hypertension in stroke. *Annuals of Emergency Medicine, 64*, 248–255

[32] Longstreth, W. T. Jr., Manilio, T. A., Arnold, A., Burke, G. L. et al. (1996). Clinical correlates of white matter findings on cranial magnetic resonance imaging of 3301 elderly people. The cardiovascular health study. *Stroke, 27*, 1274–1282

[33] de Leeuwe, F. E., de Groot, J. C., Oudkerk, M. et al. (2002). Hypertension and cerebral white matter lesions in a prospective cohort study. *Brain, 125*, 765–772

[34] Abete, P. et al. (2014). Cognitive impairment and cardiovascular diseases in the elderly. A heart-brain continuum hypothesis. *Ageing Research Review, 18C*, 41–52

[35] Ninomiya, T. et al. (2011). Midlife and late-life blood pressure and dementia in Japanese elderly: the Hisayama study. *Hypertension, 58*, 22–28

[36] Gorelick, P. B. et al. (2012). Blood pressure and treatment of persons with hypertension as it relates to cognitive outcomes including executive function. *Journal of American Society of Hypertension, 6*, 309–315

[37] Shah, K. et al. (2009). Does use of antihypertensive drugs affect the incidence or progression of dementia? A systematic review. *American Journal of Geriatry and Pharmacotherapy, 7*, 250–261

[38] Nagai, M., Hoshide, S. & Kario, K. (2010). Hypertension and dementia. *American Journal of Hypertension, 23*, 116–124

[39] Vasan, R. S. et al. (2001). Assessment of frequency of progression to hypertension in non-hypertensive participants in the Framingham Heart Study: a cohort study. *Lancet, 358*, 1682–1686

[40] Costanzo, S. et al. (2010). Cardiovascular and Overall Mortality Risk in Relation to Alcohol Consumption in Patients With Cardiovascular Disease. *Circulation, 121*, 1951–1959

[41] Guthrie, B. et al. (2012). Adapting clinical guidelines to take account of multimorbidity. *British Medical Journal, 345*, e6341, doi: 10.1136/bmj.e6341

[42] Beckett, N. S. et al. (2008). Treatment of hypertension in patients 80 years of age or older. *The New England Journal of Medicine, 358*, 1887–1898

[43] Mancia, G. et al. (2007). 2007 Guidelines for the Management of Arterial Hypertension: The Task Force for the Management of Arterial Hypertension of the European Society of Hypertension (ESH) and of the European Society of Cardiology (ESC). *Journal of Hypertension, 25*, 1105–1187

[44] Keary L, A.N.a.O.B.E. (1998). Terminal digit preference and heaping in office blood pressure measurements. *Journal of Human Hypertension, 12*, 787–788

[45] Myers, M. G. et al. (2011). Conventional versus automated measurement of blood pressure in primary care patients with systolic hypertension: randomised parallel design controlled trial. *British Medical Journal, 342*, d286

[46] Ogedegbe, G. & Pickering, T. (2010). Principles and techniques of blood pressure measurement. *Cardiology Clinics, 28*, 571–586

[47] Myers, M. G. & Stergiou, G. S. (2015). Should Oscillometric Blood Pressure Monitors Be Used in Patients With Atrial Fibrillation? *Journal of Clinical Hypertension (Greenwich), 17*, 565–566

[48] Myers, M. G., Nelson, M. R. & Head, G. A. (2012). Automated office blood pressure measurement for routine clinical practice. *Medical Journal of Australia, 197*, 372–373

[49] Stergiou, G. S. et al. (2012). Automated blood pressure measurement in atrial fibrillation: a systematic review and meta-analysis. *Journal of Hypertension, 30*, 2074–2082

[50] O'Brien, E. et al. (2005). Practice guidelines of the European Society of Hypertension for clinic, ambulatory and self blood pressure measurement. *Journal of Hypertension, 23*, 697–701

[51] Alpert, B. S., Quinn, D., & Gallick, D. (2014). Oscillometric blood pressure: a review for clinicians. *Journal of American Society of Hypertension, 8*, 930–938

[52] Alpert, B., Friedman, B. & Osborn, D. (2010). AAMI blood pressure device standard targets home use issues. *Biomedical Instrumentation and Technology, Suppl. Home Healthcare*, 69–72

[53] Husmann, M. et al. (2015). Markers of arterial stiffness in peripheral arterial disease. *Vasa, 44*, 341–348

[54] Zamani, P. et al. (2014). Reflection magnitude as a predictor of mortality: the Multi-Ethnic Study of Atherosclerosis. *Hypertension, 64*, 958–964

[55] Julius, S., Palatini, P., Kjieldsen, SE. et al. (2012). Usefulness of heart rate to predict cardiac events in treated patients with high-risk systemic hypertension. *American Journal of Cardiology, 109*, 685–692

[56] Benetos, A., Rudnichi, A., Thomas, F., Safar M & Guize, L. (1999). Influence of heart rate on mortality in a French population: role of age, gender, and blood pressure. *Hypertension, 33*, 44–52

[57] Blood Pressure in Adults (Hypertension): Screening. Recommendation Summary – US Preventive Services Task Force 2007 16 december 2014]; Available from: http://www.uspreventiveservicestaskforce.org/uspstf/uspshype.htm

[58] Niiranen, T. J. et al. (2010). Home-measured blood pressure is a stronger predictor of cardiovascular risk than office blood pressure: the Finn-Home study. *Hypertension, 55,* 1346-1351

[59] Nordmann, A. et al. (1999). Reliability of patients measuring blood pressure at home: prospective observational study. *British Medical Journal, 319(7218),* 1172

[60] Hodgkinson, J. et al. (2011). Relative effectiveness of clinic and home blood pressure monitoring compared with ambulatory blood pressure monitoring in diagnosis of hypertension: systematic review. *British Medical Journal, 342,* d3621

[61] Clement, D. L. et al. (2003). Prognostic value of ambulatory blood-pressure recordings in patients with treated hypertension. *The New England Journal of Medicine, 348,* 2407-2415

[62] Nuesch, R. et al. (2001). Relation between insufficient response to antihypertensive treatment and poor compliance with treatment: a prospective case-control study. *British Medical Journal, 323(7305),* 142-146

[63] Bliziotis, I. A., Destounis, A. & Stergiou, G. S. (2012). Home versus ambulatory and office blood pressure in predicting target organ damage in hypertension: a systematic review and meta-analysis. *Journal of Hypertension, 30,* 1289-1299

[64] Hansen, T. W. et al. (2011). Predictive role of the nighttime blood pressure. *Hypertension, 57,* 3-10

[65] Hochdruckliga, D. (2013). Leitlinien für das Management der arteriellen Hypertonie. ESC Pocket Guide, 2013.

[66] O'Brien, E. et al. (2000). Use and interpretation of ambulatory blood pressure monitoring: recommendations of the British hypertension society. *British Medical Journal, 320,* 1128-1134

[67] Zweiker R. et al. (2009). Maskierte Hypertonie unter Therapie. *Journal für Hypertonie, 13,* 36-37

[68] P, S., 24-h-Blutdruckprofile. 2015.

[69] Lane, D. et al. (2002). Inter-arm differences in blood pressure: when are they clinically significant? *Journal of hypertension, 20,* 1089-1095

[70] O'Brien, E. et al. (2013). European Society of Hypertension position paper on ambulatory blood pressure monitoring. *Journal of Hypertension, 31,* 1731-1768

[71] Bobrie, G. et al. (2008). Masked hypertension: a systematic review. *Journal of Hypertension, 26,* 1715-1725

[72] Pierdomenico, S. D.& Cuccurullo, F. (2011). Prognostic value of white-coat and masked hypertension diagnosed by ambulatory monitoring in initially untreated subjects: an updated meta analysis. *American Journal of Hypertension, 24,* 52-58

[73] Mancia, G. et al. (2006). Long-term risk of mortality associated with selective and combined elevation in office, home, and ambulatory blood pressure. *Hypertension, 47,* 846-853

[74] Tsumura, K. et al. (2002). Blood pressure response after two-step exercise as a powerful predictor of hypertension: the Osaka Health Survey. *Journal of Hypertension, 20,* 1507-1512

[75] Mundal, R. et al. (1996). Exercise blood pressure predicts mortality from myocardial infarction. *Hypertension, 27,* 324-329

[76] Kurl, S. et al. (2001). Systolic blood pressure response to exercise stress test and risk of stroke. *Stroke, 32,* 2036-2041

[77] Tsioufis, C. et al. (2008). Exercise blood pressure response, albuminuria, and arterial stiffness in hypertension. *American Journal of Medicine, 121,* 894-902

[78] Rimoldi, S. F., Scherrer, U. & Messerli, F. H. (2014). Secondary arterial hypertension: when, who, and how to screen? *European Heart Journal, 35,* 1245-1254

[79] Pedrosa, R. P., Drager, L. F., Gonzaga, C. C., Sousa, M. G., de Paula, L. K., Amaro, A. C. et al. (2011). Obstructive sleep apnea: the most common secondary cause of hypertension associated with resistant hypertension. *Hypertension, 58,* 811-817

[80] Arar, M. Y., Hogg, R. J., Arant, B. S. Jr. & Seikaly, M. G. (1994). Etiology of sustained hypertension in children in the southwestern United States. *Pediatr Nephrol, 8,* 186-189

[81] Grote, L., Hedner, J. & Peter, J. H. (2000). Sleep-related breathing disorder is an independent risk factor for uncontrolled hypertension. *Journal of Hypertension, 18,* 697–685

[82] Peppard, P. E., Young, T, Palta, M. & Skatrud, J. (2000). Prospective study of the association between sleep-disordered breathing and hypertension. *New England Journal of Medicine, 342,* 1378–1384

[83] Nieto, F. J., Young, T. B., Lind, B. K. et al. (2000). Association of sleep-disordered breathing, sleep apnea, and hypertension in a large community-based study. Sleep Heart Health Study. *Journal of the American Medical Association, 283,*1829–1836

[84] Bixler, E. O., Vgontzas, A. N., Lin, H. M. et al. (2000). Association of hypertension and sleep-disordered breathing. *Arch Int Med 2000, 160,* 2289–2295

[85] Duran, J., Esnaola, S., Rubio, R. & Itztueta, A. (2001). Obstructive sleep apnea-hypopnea and related clinical features in a population-based sample of subjects aged 30 to 70 yr. *Am J Respir Crit Care Med, 163,* 685–689

[86] Tanigawa, T., Tachibana, N., Yamagishi, K., Muraki, I. et al. (2004). Relationship between sleep-disordered breathing and blood pressure levels in community-based samples of Japanese men. *Hypertens Res, 27*:479–484

[87] Kales, A., Bixler, E. O., Cadieux, R. J. et al. (1984). Sleep apnoea in a hypertensive population. *Lancet, 2,* 1005–1008

[88] Lavie, P., Ben-Yosef, R., Rubin, A. E. (1984). Prevalence of sleep apnea syndrome among patients with essential hypertension. *American Heart Journal, 108,* 373–376

[89] Williams, A. J., Houston, D., Finberg, S., Lam, C., Kinney, J. L. & Santiago, S. (1985). Sleep apnea syndrome and essential hypertension. *American Journal of Cardiology, 55,* 1019–1022

[90] Logan, A. G., Perlikowski, S. M., Mente, A. et al. (2001). High prevalence of unrecognized sleep apnoea in drug-resistant hypertension. *Journal of Hypertension, 19,* 2271–2277

[91] Pratt-Ubunama, M. N., Nishizaka, M. K., Boedefeld, R. L., Cofield, S.S., Harding, S. M. & Calhoun, D. A. (2007). Plasma aldosterone is related to severity of obstructive sleep apnea in subjects with resistant hypertension. *Chest, 131,* 453–9

[92] Portalupi, F., Provini, F., Cortelli, P. et al. (1997). Undiagnosed sleep-disordered breathing among male nondippers with essential hypertension. *Journal of Hypertension, 15,*1227–1233

[93] Lavie, P., Herer, P. & Hoffstein, V. (2000). Obstructive sleep apnoea syndrome as a risk factor for hypertension: population study. *British Medical Journal, 320,* 479–482

[94] Davies, C. W., Crosby, J. H., Mullins, R. L. et al. (2000). Case-control study of 24 hour ambulatory blood pressure in patients with obstructive sleep apnoea and normal matched control subjects. *Thorax, 55,* 736–740

[95] Pankow, W., Nabe, B., Lies, A. et al. (1997). Influence of sleep apnea on 24-hour blood pressure. *Chest, 112,* 1253–1258

[96] Baguet, J.P., Hammer, L., Levy, P. et al. (2005). Night-time and diastolic hypertension are common and underestimated conditions in newly diagnosed apnoeic patients. *Journal of Hypertension, 23,* 521–527

[97] Grote, J., Hedner, J., Peter, J. H. (2001). Mean blood pressure, pulse pressure and grade of hypertension in untreated hypertensive patients with sleep-related breathing disorder. *Journal of Hypertension, 19,* 683–690

[98] Sharabi, Y., Scope, A., Chorney, N. et al. (2003). Diastolic blood pressure is the first to rise in association with early subclinical obstructive sleep apnea: lessons from periodic examination screening. *American Journal of Hypertension, 16,* 236–239

[99] Haas, D. C., Foster, G. L., Nieto, F. J. et al. (2005). Age-dependent associations between sleep-disordered breathing and hypertension: importance of discriminating between systolic/diastolic hypertension and isolated systolic hypertension in the Sleep Heart Health Study. *Circ, 111,* 614–621

[100] O'Connor, G. T., Caffo, B., Newman, A. B., Quan, S. F., Rapport, D. M. et al. (2009). Prospective study of sleep-disordered breathing and hypertension: the Sleep Heart Health Study. *American Journal of Critical Care Medicine, 179*, 1159 1164

[101] Johansson, K., Hemmingsson, E., Harlid, R. et al. (2011). Longer term effects of very low energy diet on obstructive sleep apnoea in cohort derived from randomised controlled trial: prospective observational follow-up study. *British Medical Journal, 342*, d3017

[102] Yee, B. J., Phillips, C. L., Banerjee, D. et al. (2007). The effect of sibutramine-assisted weight loss in men with obstructive sleep apnoea. *International Journal of Obesity, 31*, 161–168

[103] Buchwald, H., Avidor, Y., Braunwald, E. et al. (2004). Bariatric surgery: a systematic review and meta-analysis. *Journal of the American Medical Association, 292*, 1724–1737

[104] Martinez-Garcia, M.A. et al. (2013). Effect of CPAP on blood pressure in patients with obstructive sleep apnea and resistant hypertension: the HIPARCO randomized clinical trial. *Journal of the American Medical Association, 310*, 2407–2415

[105] Whaley-Conell, A. T., Sowers, J. R., Stevens, L. A. et al. (2008). CKD in the United States: Kidney Early Evaluation Program (KEEP) and National Health and Nutrition Examination Survey (NHANES) 1999–2004. *American Journal for Kidney Diseases, 51*, 13–20

[106] Remuzzi, G., Schieppati, A., Ruggenenti, P. (2002). Clinical practice. Nephropathy in patients with type 2 diabetes. *New England Journal of Medicine, 346*, 1145–1151

[107] Lea, J., Greene, T., Hebert, L., Lipkowitz, M. et al. (2005). The relationship between magnitude of proteinuria reduction and risk of end-stage renal disease: results of the African American study of kidney disease and hypertension. *Archives of Internal Medicine, 165*, 947–953

[108] deZeeuw, D., Remuzzi, G., Parving, H. H. et al. (2004). Albuminuria, a therapeutic target for cardiovascular protection in type 2 diabetic patients with nephropathy. *Circulation, 110*, 921–927

[109] Schmieder, R. E., Mann, J. F., Schumacher, H. et al. (2011). Changes in albuminuria predict mortality and morbidity in patients with vascular disease. *Journal of the American Society of Nephrology, 22*, 1353–1364

[110] Jafar, T. H., Stark, P.C., Schmid, C. H., Landa, M., Maschio, G., de Jong, P. E. et al. (2003). Progression of chronic kidney disease: the role of blood pressure control, proteinuria, and angiotensin-converting enzyme inhibition: a patient-level meta-analysis. *Annals of Internal Medicine, 139*, 244–252

[111] Upadhyay, A., Earley, A., Haynes, S. M. & Uhlig, K. (2011). Systematic review: blood pressure target in chronic kidney disease and proteinuria as an effect modifier. *Annals of Internal Medicine, 154*, 541–548

[112] Sarnak, M. J., Greene, T., Wang, X., Beck, G. et al. (2005). The effect of a lower target blood pressure on the progression of kidney disease: long-term follow-up of the modification of diet in renal disease study. *Annals of Internal Medicine, 142*, 342–351

[113] Appel, L. J., Wright, J. T. Jr., Greene, T., Agodoa, L. Y. et al. (2010). Intensive blood-pressure control in hypertensive chronic kidney disease. *The New England Journal of Medicine, 363*, 918–929

[114] Galiè, N., Humbert, M., Vachiery, J.-L. et al. (2015). Guidelines Hypertonie Eur Society of Cardiology 2015

[115] Schmieder, R. E., Hilgers, K. F., Schlaich, M. P., Schmidt, B. M. (2007). Renin-angiotensin system and cardiovascular risk. *Lancet, 369*, 1208–1219

[116] Kunz, R., Friedrich, C., Wolbers, M. & Mann, J. F. (2008). Meta-analysis: effect of monotherapy and combination therapy with inhibitors of the renin angiotensin system on proteinuria in renal disease. *Annals of Internal Medicine, 148*, 30–48

[117] Bakris, G. L., Serafidis, P. A., Weir, M. R. et al. (2010). Renal outcomes with different fixed-dose combination therapies in patients with hypertension at high risk for cardiovascular events (ACCOMPLISH): a

prespecified secondary analysis of a randomised controlled trial. *Lancet, 375,* 1173–1181

[118] ONTARGET Investigators et al. (2008). Telmisartan, ramipril, or both in patients at high risk for vascular events. *The New England Journal of Medicine, 358,* 1547–1559

[119] Parving, H. H., Brenner, B. M., McMurray, J. J. V., de Zeeuw, D. et al. (2012). Cardiorenal end points in a trial of aliskiren for type 2 diabetes. *The New England Journal of Medicine, 367,* 2204–2213

[120] Pisoni, R., Acelajado, M. C., Cartmill, F. R. et al. (2012). Long-term effects of aldosterone blockade in resistant hypertension associated with chronic kidney disease. *Journal of Human Hypertension, 26,* 502–506

[121] Safian, R. D. & Textor, S. C. (2001). Renal-artery stenosis. *The New England Journal of Medicine, 344,* 431–442

[122] National Organization for Rare Disorders. Zugriff am 18.11.2016 unter https://rarediseases.org

[123] Lorenz, E. C., Vrtiska, T. J., Lieske, J. C. et al. (2010). Prevalence of renal artery and kidney abnormalities by computed tomography among healthy adults. *Clinical Journal of the American Society of Nephrology, 5,* 431–438

[124] Olin, J. W., Gornik, H. L., Bacharach, J. M. et al. (2014). Fibromuscular dysplasia: state of the science and critical unanswered questions: a scientific statement from the American Heart Association. *Circulation, 129,*1048–1078

[125] Michelis, K. C., Olin, J. W., Kadian-Dodov, D., d'Escamard, V. & Kovacic, J. C. (2014). Coronary artery manifestations of fibromuscular dysplasia. *Journal of the American College of Cardiology, 64,* 1033–1046

[126] Slovut, D. P. & Olin, J. W. (2004). Fibromuscular dysplasia. *The New England Journal of Medicine, 350,* 1862–1871

[127] Kim, E. S., Olin, J. W., Froehlich, J. B., Gu, X. et al. (2013). Clinical manifestations of fibromuscular dysplasia vary by patient sex: a report of the United States registry for fibromuscular dysplasia. *Journal of the American College of Cardiology, 61,* 2026–2028

[128] O'Connor, S. & Gornik, H. L. (2014). Recent developments in the understanding and management of fibromuscular dysplasia. *Journal of the American Heart Association, 3,* e001259

[129] Persu, A., Touzé, E., Mousseaux, E., Barral, X. et al. (2012). Diagnosis and management of fibromuscular dysplasia: an expert consensus. *European Journal of Clinical Investigation, 42,* 338–347

[130] Savard, S., Steichen, O., Azarine, A. et al. (2012). Association between 2 angiographic subtypes of renal artery fibromuscular dysplasia and clinical characteristics. *Circulation, 126,* 3062–3069

[131] Weber, B. & Dieter, R. S. (2014). Renal artery stenosis: epidemiology and treatment. *International Journal of Nephrology and Renovascular Disease, 7,* 169–181

[132] Safian, R. D. & Textor, S. C. (2001). Renal-artery stenosis. *The new England Journal of Medicine, 344,* 431–442

[133] Singh, M., Morshedi-Meibodi, A., Stehen, l., Dieter, R. S. (2009). Periph Art Disease 177–184

[134] Hansen, K. J., Edwards, M. S., Craven, T. E. et al. (2002). Prevalence of renovascular disease in the elderly: a population-based study. *Journal of Vascular Surgery, 36,* 443–451

[135] Conlon, P. J., Little, M. A., Pieper, K. & Mark, D. B. (2001). Severity of renal vascular disease predicts mortality in patients undergoing coronary angiography. *Kidney International, 60,* 1490–1497

[136] Lerman, L. O., Textor, S. C. & Grande, J. P. (2009). Mechanisms of tissue injury in renal artery stenosis: ischemia and beyond. *Progress in Cardiovascular Diseases, 52,* 196–203

[137] Rooke, T. W., Hirsch, A. T., Misra, S. et al. (2013). Management of patients with peripheral artery disease (compilation of 2005 and 2011 ACCF/AHA Guideline Recommendations): a report of the American College of Cardiology Foundation/American Heart Association Task Force on Practice Guidelines. *Journal of the American College of Cardiology, 61,* 1555–1570

[138] Rooke, T. W., Hirsch, A. T., Misra, S. et al. (2013). Management of patients with peripheral artery disease (compilation of 2005 and 2011 ACCF/AHA Guideline Recommendations): a report of the American College of Cardiology Foundation/American Heart Association Task Force on Practice Guidelines. *Journal of the American College of Cardiology, 61*, 1555–1570

[139] Hirsch, A. T., Hertzer, N. R. et al. (2006). ACC/AHA 2005 Practice Guidelines for the management of patients with peripheral arterial disease (lower extremity, renal, mesenteric, and abdominal aortic): a collaborative report from the American Association for Vascular Surgery/Society for Vascular Surgery, Society for Cardiovascular Angiography and Interventions, Society for Vascular Medicine and Biology, Society of Interventional Radiology, and the ACC/AHA Task Force on Practice Guidelines (Writing Committee to Develop Guidelines for the Management of Patients With Peripheral Arterial Disease): endorsed by the American Association of Cardiovascular and Pulmonary Rehabilitation; National Heart, Lung, and Blood Institute; Society for Vascular Nursing; TransAtlantic Inter-Society Consensus; and Vascular Disease Foundation. *Cirulation, 113*, e463–e654.

[140] Gray, B. H., Olin, J. W., Childs, M. B. et al. (2002). Clinical benefit of renal artery angioplasty with stenting for the control of recurrent and refractory congestive heart failure. *Vascular Medicine, 7*, 275–279

[141] Wheatley, K., Ives, N., Gray, R. et al. (2009). Revascularization versus medical therapy for renal-artery stenosis. *The New England Journal of Medicine, 361*, 1953–1962

[142] Klein, I. & Ojamana, K. (2001). Thyroid hormone and the cardiovascular system. *The New England Journal of Medicine, 344*, 501–509

[143] Fletcher, A. K. & Weetman, A. P. (1998). Hypertension and hypothyroidism. *Journal of Human Hypertension, 12*, 79–82

[144] Fommei, E. & Iervesi, G. (2002). The role of thyroid hormone in blood pressure homeostasis: evidence from short-term hypothyroidism in humans. *The Journal of Clinical Endocrinology and Metabolism, 87*, 1996–2000

[145] Papaioannou, G. I., Lagasse, M., Mather, J. F. & Thompson, P. D. (2004). Treating hypothyroidism improves endothelial function. *Metabolism, 53*, 278–279

[146] Luboshitzky, R., Herer, P. (2004). Cardiovascular risk factors in middle-aged women with subclinical hypothyroidism. *Neuroendocrinology Letters, 25*, 262–266

[147] Dörr, M., Wolff, B., Robinson, D. M. et al. (2005). The association of thyroid function with cardiac mass and left ventricular hypertrophy. *Journal of Clinical Endocrinology and Metabolism, 90*, 673–677

[148] Cappola, A. R., Fried, L. P., Arnold, A. M. et al. (2006). Thyroid status, cardiovascular risk, and mortality in older adults. *JAMA, 295*, 1033–1104

[149] Duan, Y., Peng, W., Wang, X. et al. (2009). Community-based study of the association of subclinical thyroid dysfunction with blood pressure. *Endocrine, 35*, 136–142

[150] Walsh, J. P., Bremner, A. P., Bulsara, M. K. et al. (2006). Subclinical thyroid dysfunction and blood pressure: a community-based study. *Clinical Endocrinology, 65*:486–491

[151] Piantanida, E., Gallo, D., Veronesi, G. et al. (2016). Masked hypertension in newly diagnosed hypothyroidism: a pilot study. *Journal of Endocrinology Investigation, 39*, 1131–1138

[152] Klein, I. & Danzi, S. (2007). Thyroid disease and the heart. *Circulation, 116*, 1725–1735

[153] Grais, I. M. & Sowers, J. R. (2014). Thyroid and the heart. *The American Journal of Medicine, 127*, 691–698

[154] Funder, J. W., Carey, R. M., Fardella, C. et al. (2012). Case detection, diagnosis, and treatment of patients with primary aldosteronism: an endocrine society clinical practice guideline. *The Journal of Clinical Endocrinology and Metabolism, 93*, 3266–3281

[155] Zennaro, M. C., Fernandes-Rosa, F., Boulkroun, S. & Jeunemaitre, X. (2015). Bilateral Idiopathic Adrenal Hyperplasia: Genetics and Beyond. *Hormone and Metabolic research, 47*, 947–952

[156] Azizan, E. A., Murthy, M., Stowasser, M. et al. (2012). Somatic mutations affecting the selectivity filter of KCNJ5 are frequent in 2 large unselected collections of adrenal aldosteronomas. *Hypertension, 59*, 587–591

[157] Dutta, R. K., Söderkvist, P. & Gimm, O. (2016). Genetics of primary hyperaldosteronism. *Endocrine-related Cancer, 23*, R437–454

[158] Zennaro, M. C., Boulkroun, S. & Fernandes-Rosa, F. (2015). An update on novel mechanisms of primary aldosteronism. *Journal of Endocrinology, 224*, R63–77

[159] Mulatero, P., Stowasser, M., Loh, K. C., Fardella, C. E. et al. (2004). Increased diagnosis of primary aldosteronism, including surgically correctable forms, in centers from five continents. *Journal of Clinical Endodocrinology and Metabolism, 89*, 1045–1050

[160] Funder JW, Carey RM, Mantero F et al. (2016). The Management of Primary Aldosteronism: Case Detection, Diagnosis, and Treatment: An Endocrine Society Clinical Practice Guideline. *Journal of Clinical Endocrinology and Metabolism, 10*, 1889–1916

[161] Parthasarathy, H. K., Ménard, J., White, W. B. et al. (2011). A double-blind, randomized study comparing the antihypertensive effect of eplerenone and spironolactone in patients with hypertension and evidence of primary aldosteronism. *Journal of Hypertension, 29*, 980–990

[162] Quinkler, M. & Stewart, P. M. (2010). Treatment of primary aldosteronism. *Best Practice & Research: Clinical Endocrinology & Metabolism, 24*, 923–932

[163] Pivonello, R., De Martino, M. C., De Leo, M., Simeoli, C. & Colao, A. (2016). Cushing's disease: the burden of illness. *Endocrine* [Epub ahead of print]

[164] Ilias, I., Torpy, D. J., Pacak, K. et al. (2005). Cushing's syndrome due to ectopic corticotropin secretion: twenty years' experience at the National Institutes of Health. *Journal of Clinical Endocrinology and Metabolism, 90*, 4955–4962

[165] Isidori, A. M., Kaltsas, G. A., Pozza, C. et al. (2006). The ectopic adrenocorticotropin syndrome: clinical features, diagnosis, management, and long-term follow-up. *Journal of Clinical Endocrinology and Metabolism, 91*, 371–377

[166] Newell-Price, J., Bertagna, X., Grossmann, A. B. & Niemann, L. K. (2006). Cushing's syndrome. *Lancet, 367*, 1605–1617

[167] Newell-Price, J., Trainer, P., Besser, M. & Grossman, A. (1998). The diagnosis and differential diagnosis of Cushing's syndrome and pseudo-Cushing's states. *Endocrine Reviews, 19*, 647–672

[168] Lacroix, A., Ndiaye, N., Tremblay, J. & Hamet, P. (2001). Ectopic and abnormal hormone receptors in adrenal Cushing's syndrome. *Endocrine Reviews, 22*, 75–110

[169] Forget, H., Lacroix, A. & Cohen, H. (2002). Persistent cognitive impairment following surgical treatment of Cushing's syndrome. *Pseuchoneuroendocrinology, 27*, 367–383

[170] Pivonello, R., Faggiano, A., Lombardi, G. & Colao, A. (2005). The metabolic syndrome and cardiovascular risk in Cushing's syndrome. *Endocrinology and Metabolism Clinics of North America, 34*, 327–339

[171] Pivonello, R., De Martino, M. C., De Leo, M. et al. (2007). Cushing's syndrome: aftermath of the cure. *Arquivos brasileiros de endocrinologia e metabologia, 51*, 1381–1391

[172] Bertoia, M. L., Waring, M. E., Gupta, P. S., Roberts, M. B., Eaton, C. B. (2012). Implications of new hypertension guidelines in the United States. *Hypertension, 60*, 639–644

[173] Isidoria, A. M., Graziadio, C., Paragliolab, R. M. et al. (2015). The hypertension of Cushing's syndrome: controversies in the pathophysiology and focus on cardiovascular complications. *Journal of Hypertension, 33*, 44–60

[174] Walker, B. R., Stewart, P. M., Shackleton, C. H., Padfield, P. L. & Edwards, C. R. (1993). Deficient inactivation of cortisol by 11 be-

ta-hydroxysteroid dehydrogenase in essential hypertension. *Clinical Endocrinology (Oxf)*, *39*, 221–227

[175] Watt, G. C., Harrap, S. B., Foy, C. J. et al. (1992). Abnormalities of glucocorticoid metabolism and the renin-angiotensin system: a four-corners approach to the identification of genetic determinants of blood pressure. *Journal of Hypertension*, *10*, 473–482.

[176] Mancini, T., Kola, B., Mantero, F., Boscaro, M., Arnaldi, G. (2004). High cardiovascular risk in patients with Cushing's syndrome according to 1999 WHO/ISH guidelines. *Clinical Endocrinology (Oxf)*, *61*, 768–777

[177] Valassi, E., Santos, A., Yaneva, M., Tóth, M., Strasburger, C. J., Chanson, P. et al. (2011). The European Registry on Cushing's syndrome: 2-year experience. Baseline demographic and clinical characteristics. *European Journal of Endocrinology*, *165*, 383–392

[178] Devoe, D. J., Miller, W. L., Conte, F. A., Kaplan, S. L., Grumbach, M. M., Rosenthal, S. M. et al. (1997). Long-term outcome in children and adolescents after transsphenoidal surgery for Cushing's disease. *Journal of Clinical Endocrinology and Metabolism*, *82*, 3196–3202

[179] Lodish, M. B., Sinaii, N., Patronas, N., Batista, D. L., Keil, M., Samuel, J. et al. (2009). Blood pressure in pediatric patients with Cushing syndrome. *Journal of Clinical Endocrinology and metabolism*, *94*, 2002–2008

[180] Rossi, G. P., Seccia, T. M., Maniero. C., Pessina, A. C. (2011). Drug-related hypertension and resistance to antihypertensive treatment: a call for action. *Journal of Hypertension*, *29*, 2295–2309

[181] Hammer, F. & Stewart, P. M. (2006). Cortisol metabolism in hypertension. *Best Practice and Research: Clinical Endocrinology and Metabolism*, *20*, 337–353

[182] Sica, D. A. (2008). Endocrine causes of secondary hypertension. *Journal of Clinical Hypertension (Greenwich)*, *10*, 534–540

[183] Chan, K. C., Lit, L. C., Law, E. L. et al. (2004). Diminished urinary free cortisol excretion in patients with moderate and severe renal impairment. *Clinical Chemistry*, *50*, 757–759

[184] Hammer, G. D., Tyrrell, J. B., Lamborn, K. R. et al. (2004). Transsphenoidal microsurgery for Cushing's disease: initial outcome and long-term results. *Journal of Clinical Endocrinology and Metabolism*, *89*, 6348–6357

[185] Lindholm J, Juul S, Jorgensen JO, Astrup J et al. (2001). Incidence and late prognosis of cushing's syndrome: a population-based study. *Journal of Clinical Endocrinology and Metabolism*, *86*, 117–123

[186] Extabe, J., Vazquez, J. A. (1994). Morbidity and mortality in Cushing's disease: an epidemiological approach. *Clinical Endocrinology (Oxf)*, *40*, 479–484

[187] Clayton RN, Raskauskiene D, Reulen RC, Jones PW. (2011). Mortality and morbidity in Cushing's disease over 50 years in Stoke-on-Trent, UK: audit and meta-analysis of literature. *Journal of Clinical Endocrinology and Metabolism*, *96*, 632–642

[188] Dekkers, O. M., Horvath-Puho, E., Jorgensen, J. O. et al. (2013). Multisystem morbidity and mortality in Cushing's syndrome: a cohort study. *Journal of Clinical Endocrinology and Metabolism*, *98*, 2277–2284

[189] Faggiano, A., Pivonello, R., Spiezia, S. et al. (2003). Cardiovascular risk factors and common carotid artery caliber and stiffness in patients with Cushing's disease during active disease and 1 year after disease remission. *Journal of Clinical Endocrinology and Metabolism*, *88*, 2527–2533

[190] Colao, A., Pivonello, R., Spiezia, S., Faggiano, A. et al. (1999). Persistence of increased cardiovascular risk in patients with Cushing's disease after five years of successful cure. *Journal of Clinical Endocrinology and Metabolism*, *84*, 2664–2672

[191] Chow, J. T., Thompson, G. B., Grant, C. S., Farley, D. R. et al. (2008). Bilateral laparoscopic adrenalectomy for corticotrophin-dependent Cushing's syndrome: a review of the Mayo Clinic experience. *Clinical Endocrinology (Oxf)*, *68*, 513–519

[192] Isidori, A. M., Graziadio, C., Paragliola, R. M. et al. (2015). The hypertension of Cushing's syndrome: controversies in the patho-

physiology and focus on cardiovascular complications. *Journal of Hypertension, 33,* 44–60

[193] Niemann, L. K. (2002). Medical therapy of Cushing's disease. *Pituitary, 5,* 77

[194] Santos, P., Pimenta, T. & Taveira-Gomes, A. (2014). Hereditary Pheochromocytoma. *International Journal of Surgical Pathology, 22,* 393–400

[195] Lam, K. Y. & Chan, A. C. L. (1993). Paragangliomas: A Comparative Clinical, Histologic, and Immunohistochemical Study. *International Journal of Surgical Pathology, 1,* 111–116

[196] Neumann, H. P., Bausch, B., McWhinney, S. R., Bender, B. U. et al. (2002). Germ-line mutations in nonsyndromic pheochromocytoma. *The New England Journal of Medicine, 346,* 1459–1466

[197] Mannelli, M., Castellano, M., Schiavi, F., Filetti, S., Giacchè, M. et al. (2009). Clinically guided genetic screening in a large cohort of italian patients with pheochromocytomas and/or functional or nonfunctional paragangliomas. *Journal of Clinical Endocrinology and Metabolism, 94,* 1541–1547

[198] Young, W. F. Jr. (2007). Adrenal causes of hypertension: pheochromocytoma and primary aldosteronism. *Reviews in Endocrine and Metabolic Disorders, 8,* 309–320

[199] Mazza, A. et al. (2014). Anti-hypertensive treatment in pheochromocytoma and paraganglioma: current management and therapeutic features. *Endocrine, 45,* 469–478

[200] Cohen, D. L., Fraker, D., Townsend, R. R. (2006). Lack of symptoms in patients with histologic evidence of pheochromocytoma: a diagnostic challenge. *Annals of the New York Academy of Sciences, 1073,* 47–51

[201] Lenders, J. W., Duh, Q. Y., Eisenhofer, G. et al. (2014). Pheochromocytoma and paraganglioma: an endocrine society clinical practice guideline. *Journal of Clinical Endocrinology and Metabolism, 99,* 1915–1942

[202] Eisenhofer, G., Lenders, J. W., Timmers, H. et al. (2011). Measurements of plasma methoxytyramine, normetanephrine, and metanephrine as discriminators of differ-

ent hereditary forms of pheochromocytoma. *Clinical Chemistry, 57,* 411–20

[203] Neary, N. M., King, K. S., Pacak, K. (2011). Drugs and pheochromocytoma--don't be fooled by every elevated metanephrine. *The New England Journal of Medicine, 364,* 2268–2270

[204] Favier, J., Amar, L. & Gimenez-Roqueplo, A. P. (2015). Paraganglioma and phaeochromocytoma: from genetics to personalized medicine. *Nature Reviews. Endocrinology, 11,* 101–111

[205] Fishbein, L., Merrill, S., Fraker, D. L. et al. (2013). Inherited mutations in pheochromocytoma and paraganglioma: why all patients should be offered genetic testing. *Annals of Surgical Oncology, 20,* 1444–1450

[206] Conzo, G., Musella, M., Corcione, F. et al. (2013). Role of preoperative adrenergic blockade with doxazosin on hemodynamic control during the surgical treatment of pheochromocytoma: a retrospective study of 48 cases. *The American Surgeon, 79,* 1196–1202

[207] Prys-Roberts, C., Farndon, J. R. (2002). Efficacy and safety of doxazosin for perioperative management of patients with pheochromocytoma. *World Journal of Surgery, 26,* 1037–1042

[208] Haller, C. A., Benowitz, N. L. (2000). Adverse cardiovascular and central nervous system events associated with dietary supplements containing ephedra alkaloids. *The New England Journal of Medicine, 343,* 1833–1838

[209] Johnson, A. G. (1997). NSAIDs and increased blood pressure. What is the clinical significance? *Drug Safety, 17,* 277–289

[210] Grossman, A., Messerli, F. H., Grossman, E. (2015). Drug induced hypertension – An unappreciated cause of secondary hypertension. *European Journal of Pharmacology, 763,* 15–22

[211] Krum, H., Swergold, G., Curtis, S. P. et al. (2009). Factors associated with blood pressure changes in patients receiving diclofenac or etoricoxib: results from the MEDAL study. *Journal of Hypertension, 27,* 886–893

[212] Singh, B. K., Haque, S. E., Pillai, K. K. (2014). Assessment of nonsteroidal anti-inflammatory drug-induced cardiotoxicity. *Expert Opinion on Drug Metabolism and Toxicology, 10*, 143–156

[213] Wagner, C. C., Held, U., Kofmehl, R., Battegay, E., Zimmerli, L. & Hofer, S. (2014). Role of arterial hypertension as a predictive marker for bevacizumab efficacy in recurrent glioblastoma – a prospective analysis. *Acta Oncologica, 53*, 572–575

[214] Milan, A., Puglisi, E., Ferrari, L., Bruno, G. et al. (2014). Arterial hypertension and cancer. *International Journal of Cancer, 15*, 2269–2277

[215] Lankhorst, S., Langeza, S., Danser, J. A. H. & van der Meiracker, A. H. (2015). Etiology of angiogenesis inhibition-related hypertension. *Current Opinion in Pharmacology, 21*, 7–13

[216] Mailtand, M. L., Bakris, G. L., Black, H. R. et al. (2010). Initial assessment, surveillance, and management of blood pressure in patients receiving vascular endothelial growth factor signaling pathway inhibitors. *Journal of the National Cancer Institute, 102*, 596–604

[217] Jain, M., Townsend, R. R. (2007). Chemotherapy agents and hypertension: a focus on angiogenesis blockade. *Current Hypertension Reports, 9*, 320–328

[218] Nazer, B., Humphreys, B. D. & Moslehi, J. (2011). Effects of novel angiogenesis inhibitors for the treatment of cancer on the cardiovascular system: focus on hypertension. *Circulation, 124*, 1687–1691

[219] Hussain, S. F. (2004). Progestogen-only pills and high blood pressure: is there an association? A literature review. *Contraception, 69*, 89–97

[220] Curtis, K. M. et al. (2006). Combined oral contraceptive use among women with hypertension: a systematic review. *Contraception, 73*, 179–188

[221] Shufelt, C. L. & Bairey Merz, C. N. (2009). Contraceptive hormone use and cardiovascular disease. *Journal of American College of Cardiology, 53*, 221–231

[222] Leishman, A. W. (1959). Hypertension: treated and untreated; a study of 400 cases. *British Medical Journal, 1*, 1361–1368

[223] Lane, D. A., Lip, G. Y. & Beevers, D. G. (2009). Improving survival of malignant hypertension patients over 40 years. *American Journal of Hypertension, 22*, 1199–1204

[224] Saguner, A. M., Dür, S., Perrig, M., Schiemann, U., Stuck, A. E., Bürgi, U. et al. (2010). Risk factors promoting hypertensive crises: evidence from a longitudinal study. *American Journal of Hypertension, 23*, 775–780

[225] Lagi, A. & Cencetti, S. (2015). Hypertensive emergencies: a new clinical approach. *Clinical Hypertension, 21*, 20

[226] Karras, D. J., Ufberg, J. W., Harrigan, R. A., Wald, A. et al. (2005). Lack of relationship between hypertension-associated symptoms and blood pressure in hypertensive ED patients. *American Journal of Emergency Medicine, 23*, 106–110

[227] Jordan, J. D., Morbitzer, K. A. & Rhoney, D.h. (2015). Acute Treatment of Blood Pressure After Ischemic Stroke and Intracerebral Hemorrhage. *Neurologic Clinic, 33*, 361–380

[228] Potter, J. F., Robinson, T. G., Ford, G. A., Mistri, A., James, M. et al. (2009). Controlling hypertension and hypotension immediately post-stroke (CHHIPS): a randomised, placebo-controlled, double-blind pilot trial. *The Lancet. Neurology, 8*, 48–56

[229] Perez, M. I., Musini, V. M. (2008). Pharmacological interventions for hypertensive emergencies. *Cochrane Database of Systemic Reviews, 1*, Art. No. CD003653

[230] Baumann, B. M. et al. (2011). Treatment of hypertension in the emergency department. *Journal of the American Society of Hypertension, 5*, 366–377

[231] Spahn, D. R. & Priebe, H. J. (2004). Editorial II: Preoperative hypertension: remain wary? „Yes"--cancel surgery? „No". *British Journal of Anaesthesia, 92*, 461–464

[232] Muggli, F., Suter, P. M. (2013). How to deal with preoperative hypertension. *Praxis (Bern 1994), 102*, 1293–1297

[233] Eagle, K. A. et al. (1996). Guidelines for perioperative cardiovascular evaluation for noncardiac surgery. Report of the American College of Cardiology/American Heart Association Task Force on Practice Guidelines. Committee on Perioperative Cardiovascular Evaluation for Noncardiac Surgery. *Circulation, 93*, 1278–1317

[234] Fleischmann, K. E. et al. (2009). 2009 ACCF/AHA focused update on perioperative beta blockade. *Journal of American College of Cardiology, 54*, 2102–2128

[235] Yusuf, S. et al. (2008). Telmisartan, ramipril, or both in patients at high risk for vascular events. *The New England Journal of Medicine, 358*, 1547–1559

[236] Authors/Task Force, M. et al. (2013). ESC Guidelines on diabetes, pre-diabetes, and cardiovascular diseases developed in collaboration with the EASD: the Task Force on diabetes, pre-diabetes, and cardiovascular diseases of the European Society of Cardiology (ESC) and developed in collaboration with the European Association for the Study of Diabetes (EASD). *European Heart Journal, 34*, 3035–3087

[237] Sim, J. J. et al. (2014). Impact of achieved blood pressures on mortality risk and end-stage renal disease among a large, diverse hypertension population. *Journal of the American College of Cardiology, 64*, 588–597

[238] Appel, L. J. et al. (1997). A clinical trial of the effects of dietary patterns on blood pressure. DASH Collaborative Research Group. *The new England Journal of Medicine, 336*, 1117–1124

[239] Elmer, P. J. et al. (2006). Effects of comprehensive lifestyle modification on diet, weight, physical fitness, and blood pressure control: 18-month results of a randomized trial. *Annuals of Internal Medicine, 144*, 485–495

[240] Singer, D. R. et al. (1995). Reduction of salt intake during converting enzyme inhibitor treatment compared with addition of a thiazide. *Hypertension, 25*, 1042–1044

[241] Wang, Z. (2015). Age-dependent decline of association between obesity and mortality: A systematic review and meta-analysis. *Obesity Research and Clinical Practice, 9*, 1–11

[242] Modan, M. et al. (1991). Obesity, glucose intolerance, hyperinsulinemia, and response to antihypertensive drugs. *Hypertension, 17*, 565–573

[243] Reid, C. M. et al. (1994). Interactions between the effects of exercise and weight loss on risk factors, cardiovascular haemodynamics and left ventricular structure in overweight subjects. *Journal of Hypertension, 12*, 291–301

[244] Hinderliter, A. et al. (2002). Reduction of left ventricular hypertrophy after exercise and weight loss in overweight patients with mild hypertension. *Archives of Internal Medicine, 162*, 1333–1339

[245] Frisoli, T. M. et al. (2012). Salt and hypertension: is salt dietary reduction worth the effort? *American Journal of Medicine, 125*, 433–439

[246] Aaron, K. J. & Sanders, P. W., (2013). Role of dietary salt and potassium intake in cardiovascular health and disease: a review of the evidence. *Mayo Clin Proceedings, 88*, 987–995

[247] Yokoyama, Y. et al. (2014). Vegetarian diets and blood pressure: a meta-analysis. *JAMA Internal Medicine, 174*, 577–587

[248] Moore, T. J. et al. (1999). Effect of dietary patterns on ambulatory blood pressure: results from the Dietary Approaches to Stop Hypertension (DASH) Trial. DASH Collaborative Research Group. *Hypertension, 34*, 472–477

[249] Blumenthal, J. A. et al. (2010). Effects of the DASH diet alone and in combination with exercise and weight loss on blood pressure and cardiovascular biomarkers in men and women with high blood pressure: the ENCORE study. *Archives of Internal Medicine, 170*, 126–135

[250] Crichton, G. E. & Alkerwi, A. (2014). Dairy food intake is positively associated with cardiovascular health: findings from Observation of Cardiovascular Risk Factors in Luxembourg study. *Nutr Res, 34*, 1036–1044

[251] Da Silva, M. S. & Rudkowska, I. (2014). Dairy products on metabolic health: cur-

rent research and clinical implications. *Maturitas, 77,* 221-228

[252] Hirahatake, K. M. et al. (2014). Associations between dairy foods, diabetes, and metabolic health: potential mechanisms and future directions. *Metabolism, 63,* 618-627

[253] Frisoli, T. M. et al. (2011). Beyond salt: lifestyle modifications and blood pressure. *European Heart Journal, 32,* 3081-3087

[254] Klatsky, A. L. & Friedman, G. D. (1995). Alcohol and longevity. *American Journal of Public Health, 85,* 16-18

[255] Husain, K., Ansari, R. A. & Ferder, L. (2014). Alcohol-induced hypertension: Mechanism and prevention. *World Journal of Cardiology, 6,* 245-252

[256] Puddey, I. B., Beilin, L. J., & Vandongen, R. (1987). Regular alcohol use raises blood pressure in treated hypertensive subjects. A randomised controlled trial. *Lancet, 1,* 647-651

[257] Rossi, A. et al. (2012). The impact of physical activity on mortality in patients with high blood pressure: a systematic review. *Journal of Hypertension, 30,* 1277-1288

[258] Diaz, K. M. & Shimbo, D. (2013). Physical activity and the prevention of hypertension. *Current Hypertension Reports, 15,* 659-668

[259] Joyner, M. J. & Green, D. J. (2009). Exercise protects the cardiovascular system: effects beyond traditional risk factors. *Journal of Physiology-London, 587,* 5551-5558

[260] Carlson, D. J. et al. (2014). Isometric exercise training for blood pressure management: a systematic review and meta-analysis. *Mayo Clinic Proceedings, 89,* 327-334

[261] Erhardt, L. (2009). Cigarette smoking: an undertreated risk factor for cardiovascular disease. *Atherosclerosis, 205,* 23-32

[262] Lippi, G. et al. (2014). E-cigarettes and cardiovascular risk: beyond science and mysticism. *Seminars in Thrombosis and Hemostasis, 40,* 60-65

[263] Guo, X. et al. (2013). Epidemiological evidence for the link between sleep duration and high blood pressure: a systematic review and meta-analysis. *Sleep Medicine, 14,* 324-332

[264] Kawada, T. (2013). The definition of sleep duration and the risk for hypertension: caution for meta-analysis. *Sleep Medicine, 14,* 1431

[265] Esquirol, Y. et al. (2011). Shift work and cardiovascular risk factors: new knowledge from the past decade. *Archives of Cardiovascular Diseases, 104,* 636-668

[266] Kario, K. (2016). Perfect 24-h management of hypertension: clinical relevance and perspectives. *Journal of Human Hypertension,* doi: 10.1038/jhh.2016.65

[267] Ram, C. V. (2010). Beta-blockers in hypertension. *American Journal of Cardiology, 106,* 1819-1825

[268] Burnier, M., Vuignier Y. & Wuerzner, G. (2014). State-of-the-art treatment of hypertension: established and new drugs. *Eur Heart J, 35,* 557-562

[269] Sica, D. A. et al. (2011). Thiazide and loop diuretics. *Journal of Clinical Hypertension (Greenwich), 13,* 639-643

[270] Officers, A., A.C.R.G.T.A. Coordinators for the. (2002). Lipid-Lowering Treatment to Prevent Heart Attack, Major outcomes in high-risk hypertensive patients randomized to angiotensin-converting enzyme inhibitor or calcium channel blocker vs diuretic: The Antihypertensive and Lipid-Lowering Treatment to Prevent Heart Attack Trial (ALLHAT). *JAMA, 288,* 2981-2997

[271] Argulian, E., Grossman, E. & Messerli, F. H. (2015). Misconceptions and Facts about Treating Hypertension. *The American Journal of Medicine, 128,* 450-455

[272] Roush, G. C., Kaur, R. & Ernst, M. E. (2014). Diuretics: a review and update. *Journal of Cardiovascular and Pharmacological Therapy, 19,* 5-13

[273] Lainscak, M. et al. (2015). Safety profile of mineralocorticoid receptor antagonists: Spironolactone and eplerenone. *International Journal of Cardiology, 200,* 25-29

[274] Epstein, M. & Duprez, D. A. Resistant Hypertension and the Pivotal Role for Mineralocorticoid Receptor Antagonists: A Clinical Update 2016. *The American Journal of Medicine, 129,* 661-666

[275] Chen, J. M., Heran, B. S. & Wright, J. M. (2009). Blood pressure lowering efficacy of diuretics as second-line therapy for primary hypertension. *Cochrane Database Syst Rev*, CD007187

[276] Pedersen, M. E. & Cockcroft, J. R. (2007). The vasodilatory beta-blockers. *Current Hypertension Reports, 9*, 269–277

[277] Wiysonge, C. S. et al. (2012). Beta-blockers for hypertension. *Cochrane Database Syst Rev*, CD002003

[278] National Institute for Health and Care Excellence. (2011). Hypertension in adults: diagnosis andHypertension in adults: diagnosis and management. Clinical guideline. Zugriff am 29.11.2016 unter https://www.nice.org.uk/guidance/cg127/resources/hypertension-in-adults-diagnosis-and-management-35109454941637

[279] Wiysonge, C. S. & Opie, L. H. (2013). Beta-Blockers as initial therapy for hypertension. *JAMA, 310*, 1851–1852

[280] Dahlof, B. et al. (2005). Prevention of cardiovascular events with an antihypertensive regimen of amlodipine adding perindopril as required versus atenolol adding bendroflumethiazide as required, in the Anglo-Scandinavian Cardiac Outcomes Trial-Blood Pressure Lowering Arm (ASCOT-BPLA): a multicentre randomised controlled trial. *Lancet, 366*, 895–906

[281] Self, T. H., Wallace, J. L. & Soberman, J. E. (2012). Cardioselective beta-blocker treatment of hypertension in patients with asthma: when do benefits outweigh risks? *Journal of Asthma, 49*, 947–951

[282] Larochelle, P., Tobe, S. W. & Lacourciere, Y. (2014). Beta-Blockers in hypertension: studies and meta-analyses over the years. *Canadian Journal of Cardiology, 30*, 16–22

[283] Werner, C., Poss, J. & Bohm, M. (2010). Optimal antagonism of the Renin-Angiotensin-aldosterone system: do we need dual or triple therapy? *Drugs, 70*, 1215–1230

[284] Cicoira, M. et al. (2002). Relation of aldosterone „escape" despite angiotensin-converting enzyme inhibitor administration to impaired exercise capacity in chronic congestive heart failure secondary to ischemic or idiopathic dilated cardiomyopathy. *American Journal of Cardiology, 89*, 403–407

[285] Pfeffer, M. A. et al. (2003). Valsartan, captopril, or both in myocardial infarction complicated by heart failure, left ventricular dysfunction, or both. *The New England Journal of Medicine, 349*, 1893–1906

[286] Heran, B. S. et al. (2008). Blood pressure lowering efficacy of angiotensin converting enzyme (ACE) inhibitors for primary hypertension. *Cochrane Database Syst Rev*, CD003823

[287] Dinicolantonio, J. J., Lavie, C. L. & O'Keefe, J. H. (2013). Not all angiotensin-converting enzyme inhibitors are equal: focus on ramipril and perindopril. *Postgraduate Medicine, 125*, 154–168

[288] Li, E. C., Heran, B. S. & Wright, J. M. (2014). Angiotensin converting enzyme (ACE) inhibitors versus angiotensin receptor blockers for primary hypertension. *Cochrane Database Syst Rev*, CD009096

[289] Mann, J. F. et al. (2008). Renal outcomes with telmisartan, ramipril, or both, in people at high vascular risk (the ONTARGET study): a multicentre, randomised, double-blind, controlled trial. *Lancet, 372*, 547–553

[290] Bhaskaran, K. et al. (2012). Angiotensin receptor blockers and risk of cancer: cohort study among people receiving antihypertensive drugs in UK General Practice Research Database. *British Medical Journal, 344*, e2697

[291] Makar, G. A., Holmes, J. H. & Yang, Y. X. (2014). Angiotensin-converting enzyme inhibitor therapy and colorectal cancer risk. *Journal of the National Cancer Institute, 106*, djt374

[292] Lewis, E. J. et al. (2001). Renoprotective effect of the angiotensin-receptor antagonist irbesartan in patients with nephropathy due to type 2 diabetes. *The New England Journal of Medicine, 345*, 851–860

[293] Heran, B. S. et al. (2008). Blood pressure lowering efficacy of angiotensin receptor blockers for primary hypertension. *Cochrane Database Syst Rev*, CD003822

[294] Ettehad, D. et al. (2016). Blood pressure lowering for prevention of cardiovascular disease and death: a systematic review and meta-analysis. *Lancet, 387*, 957–967

[295] Jamerson, K. et al. (2008). Benazepril plus amlodipine or hydrochlorothiazide for hypertension in high-risk patients. *The New England Journal of Medicine, 359,* 2417–2428

[296] Brown, M. J. (2008). Aliskiren. *Circulation, 118*, 773–784

[297] Parving, H. H. et al. (2012). Cardiorenal end points in a trial of aliskiren for type 2 diabetes. *The New England Journal of Medicine, 367,* 2204–2213

[298] Brown, M. J. et al. (2011). Aliskiren and the calcium channel blocker amlodipine combination as an initial treatment strategy for hypertension control (ACCELERATE): a randomised, parallel-group trial. *Lancet, 377*, 312–320

[299] Ball, S. G. (2000). Discontinuation of doxazosin arm of ALLHAT. Antihypertensive and Lipid-Lowering Treatment to Prevent Heart Attack. *Lancet, 355*, 1558

[300] Franceschini, N. & Le, T. H. (2014). Genetics of hypertension: discoveries from the bench to human populations. *American Journal of Physiology. Renal physiology, 306,* F1–F11

[301] Ahern, D. & Dixon, E. (2015). Pediatric Hypertension: A Growing Problem. *Primary Care, 42*, 143–150

[302] Roas, S. et al. (2014). Antihypertensive combination therapy in primary care offices: results of a cross-sectional survey in Switzerland. *International Journal of Genetics Medicine, 7*, 549–556

[303] Richards, T. R. & Tobe, S. W. (2014). Combining other antihypertensive drugs with beta-blockers in hypertension: a focus on safety and tolerability. *Canadian Journal of Cardiology, 30*, 42–46

[304] Law, M. R. et al. (2003). Value of low dose combination treatment with blood pressure lowering drugs: analysis of 354 randomised trials. *British Medical Journal, 326*, 1427

[305] Weber, M. A. et al. (2007). Baseline characteristics in the Avoiding Cardiovascular events through Combination therapy in Patients Living with Systolic Hypertension (ACCOMPLISH) trial: a hypertensive population at high cardiovascular risk. *Blood Press, 16*, 13–19

[306] Dominiak, M. Commentary to the article: ONTARGET Investigators, Yusuf, S., Teo, K. K., Pogue, J. et al. (2008). Telmisartan, ramipril, or both in patients at high risk for vascular events. *The New England Journal of Medicine, 358*: 1547–1559; Kardiol Pol, 2008. 66(6): 705–706; discussion 707

[307] Birtwhistle, R. V. et al. (2004). Randomised equivalence trial comparing three month and six month follow up of patients with hypertension by family practitioners. *British Medical Journal, 328*, 204

[308] Aylett, M. et al. (1999). Stopping drug treatment of hypertension: experience in 18 British general practices. *The British Journal of General Practice, 49*, 977–980

[309] Daugherty, S., Powers, J., Magid, D. J. et al. (2012). The association between medication adherence and treatment intensification with blood pressure control in resistant hypertension. *Hypertension, 60*, 303–309

[310] Mazzaglia, G., Mantovani, L., Sturkenboom, M. et al. (2005). Patterns of persistence with antihypertensive medications in newly diagnosed hypertensive patients in Italy: a retrospective cohort study in primary care. *Journal of Hypertension, 23*, 2093–2100

[311] VanWijk, B., Klungel, O., Heerdink, E. & de Boer, A. (2005). Rate and determinants of 10-year persistence with antihypertensive drugs. *Journal of Hypertension, 23*, 2101–2107

[312] Vrijens, B., Vincze, G., Kristano, P. et al. (2008) Adherence to prescribed antihypertensive drug treatments: longitudinal study of electronically compiled dosing histories. *British Medical Journal, 336*, 1114–1117

[313] Sabaté, E. (ed). (2003). Adherence to long-term therapy – Evidence for action. World Health Organisation (WHO): Geneva, Switzerland.

[314] Urquhart, J. (1996). Patient non-compliance with drug regimens: measurement,

clinical correlates, economic impact. *European Heart Journal, 17(Suppl A)*, 8–15

[315] Vitolins, M. Z. et al. (2000). Measuring adherence to behavioral and medical interventions. *Controlled Clinical Trials, 21(5 Suppl)*, 188–194

[316] Jung, O., Gechtler, J. L., Wunder, C. et al. (2013). Resistant hypertension? Assessment of adherence by toxicological urine analysis. *Journal of Hypertension, 31*, 766–774

[317] Zeller, A., Schroeder, K. & Peters, T. J. (2008). An adherence self-report questionnaire facilitated the differentiation between nonadherence and nonresponse to antihypertensive treatment. *Journal of Clinical Epidemiology, 61*, 282–288

[318] Lee, J. K., Grace, K. A. & Taylor, A. J. (2006). Effect of a pharmacy care program on medication adherence and persistence, blood pressure, and low-density lipoprotein cholesterol: a randomized controlled trial. *JAMA, 296*, 2563–2571

[319] Claxton, A. J., Cramer, J. & Pierce, C. (2001). A systematic review of the associations between dose regimens and medication compliance. *Clinical Therapy, 23*, 1296–1310

[320] Dresser, G. K. & Feldman, R. D. (2010). New trends in hypertension management: of salt, going solo and single pill combos. *Current Opinion in Cardiology, 25*, 342–349

[321] Osterberg, L. & Blaschke, T. (2005). Adherence to medication. *The New England Journal of Medicine, 353*, 487–497

[322] Marquez-Contreras, E. et al. (2006). Efficacy of a home blood pressure monitoring programme on therapeutic compliance in hypertension: the EAPACUM-HTA study. *Journal of Hypertension, 24*, 169–175

[323] Haynes, R. B. et al. (2005). Interventions to enhance medication adherence. *Cochrane Database Syst Rev*, CD000011

[324] Heneghan, C. J., Glasziou, P. & Perera, R. (2006). Reminder packaging for improving adherence to self-administered long-term medications. *Cochrane Database Syst Rev*, CD005025

[325] Elliott, W. J. (2003). Compliance--and improving it--in hypertension. *Manag Care, 12*, 56–61

[326] Chobananian, A., Bakris, G., Black, H. et al. (2003). Seventh report of the Joint National Committee on Prevention, Detection, Evaluation, and Treatment of High Blood Pressure. *Hypertension, 42*, 1206–1252

[327] ALLHAT Officers and Coordinators for the ALLHAT Collaborative Research Group. (2002). Major outcomes in high-risk hypertensive patients randomized to angiotensin-converting enzyme inhibitor or calcium channel blocker vs diuretic: The Antihypertensive and Lipid-Lowering Treatment to Prevent Heart Attack Trial (ALLHAT). *Journal of the American Medical Association, 288*, 2981–2997

[328] Dahlöf, B., Devereux, R., Kjeldsen, S. et al. (2002). Cardiovascular morbidity and mortality in the Losartan Intervention For Endpoint reduction in hypertension study (LIFE): a randomised trial against atenolol. *Lancet, 359*, 995–1003

[329] Pepine, C., Handberg, E., Cooper-DeHoff, R. et al. (2003). A calcium antagonist vs a non-calcium antagonist hypertension treatment strategy for patients with coronary artery disease. The International Verapamil-Trandolapril Study (INVEST): a randomized controlled trial. *Journal of the American Medical Association, 290*, 2805–2816

[330] Black, H., Elliot, W., Granditis, G. et al. (2003). Principal results of the Controlled Onset Verapamil Investigation of Cardiovascular End Points (CONVINCE) trial. *Journal of the American Medical Association, 289*, 2073–2082

[331] Jamerson, K., Weber, M., Bakris, G. et al. (2008). Benazepril plus amlodipine or hydrochlorothiazide for hypertension in high-risk patients. *The New England Journal of Medicine, 359*, 2417–2428

[332] Sarafidis, P. & Bakris, G. (2008). State of hypertension management in the United States: confluence of risk factors and the prevalence of resistant hypertension. *Journal of Clinical Hypertension, 10*, 130–139

[333] Egan, B., Zhao, Y., Axon, R. et al. (2011). Uncontrolled and apparent treatment resistant hypertension in the United States, 1988 to 2008. *Circulation, 124,* 1046–1058

[334] Burnier, M. & Wuerzner, G. (2014). Ambulatory blood pressure and adherence monitoring: diagnosing pseudoresistant hypertension. *Seminars in Nephrology, 34,* 498–505

[335] Grigoryan, L., Pavlik, V. N. & Hyman, D. J. (2013). Characteristics, drug combinations and dosages of primary care patients with uncontrolled ambulatory blood pressure and high medication adherence. *Journal of the American Society of Hypertension, 7,* 471–476

[336] Ghofrani, H., Weaver, F. A. & Nadim, M. K. (2015). Resistant hypertension: medical management and alternative therapies. *Cardiology Clinics, 33,* 75–87

[337] Calhoun, D. A., Jones, D., Textor, S., Goff, D. C., Murphy, T. P., Toto, R. D. et al. (2008). Resistant hypertension: diagnosis, evaluation, and treatment. A scientific statement from the American Heart Association Professional Education Committee of the Council for High Blood Pressure Research. *Hypertension, 51,* 1403–1419

[338] White, W. B. et al. (2014). Detection, evaluation, and treatment of severe and resistant hypertension: proceedings from an American Society of Hypertension Interactive forum held in Bethesda, MD, U.S. a., October 10th 2013. *Journal of the American Society of Hypertension, 8,* 743–757

[339] Krum, H. et al. (2014). Percutaneous renal denervation in patients with treatment-resistant hypertension: final 3-year report of the Symplicity HTN-1 study. *Lancet, 383,* 622–629

[340] Esler, M. (2014). Renal denervation for hypertension: observations and predictions of a founder. *European Heart Journal, 35,* 1178–1185

[341] Bhatt, D. L. et al. (2014). A controlled trial of renal denervation for resistant hypertension. *The New England Journal of Medicine, 370,* 1393–1401

[342] Lobo, M. D. et al. (2015). Joint UK societies' 2014 consensus statement on renal denervation for resistant hypertension. *Heart, 101,* 10–16

[343] National High Blood Pressure Education Program Working Group on High Blood Pressure in Children and Adolescents. (2004). The fourth report on the diagnosis, evaluation, and treatment of high blood pressure in children and adolescents. *Pediatrics, 114(2 Suppl 4th Report),* 555–576

[344] McCrindle, B. W. (2010). Assessment and management of hypertension in children and adolescents. *Nature Reviews. Cardiology, 7,* 155–163

[345] Patel, N. & Walker, N. (2016). Clinical assessment of hypertension in children. *Clinical Hypertension, 22,* 15

[346] Ingelfinger, J. R. (2014). The child or adolescent with elevated blood pressure. *The New England Journal of Medicine, 371,* 1075

[347] Chaturvedi, S. et al. (2014). Cochrane in context: pharmacological interventions for hypertension in children. *Evidence Based Children Health, 9,* 581–583

[348] Lindheimer, M. D., Taler, S. J. & Cunningham, F. G. (2010). Hypertension in pregnancy. *Journal of the American Society of Hypertension, 4,* 68–78

[349] European Society of Cardiology et al. (2011). ESC Guidelines on the management of cardiovascular diseases during pregnancy: the Task Force on the Management of Cardiovascular Diseases during Pregnancy of the European Society of Cardiology (ESC). *European Heart Journal, 32,* 3147–3497

[350] Vest, A. R. & Cho, L. S. (2012). Hypertension in pregnancy. *Cardiology Clinics, 30,* 407–423

[351] [No authors listed]. (2000). Report of the National High Blood Pressure Education Program Working Group on High Blood Pressure in Pregnancy. *American Journal of Obstetrics and Gynecology, 183,* 1–22

[352] Regitz-Zagrosek, V., Blomstrom Lundqvist, C., Borghi, C. et al. (2011). ESC guidelines on the management of cardiovascular disease during pregnancy: the Task Force on

the Management of Cardiovascular Diseases during Pregnancy of the European Society of Cardiology (ESC). *European Heart Journal, 32*, 3147–3197

[353] Seely, E. W. & Ecker, J. (2011). Chronic Hypertension in Pregnancy. *The New England Journal of Medicine, 365*, 439–446

[354] Redman, C. W. (2011). Hypertension in pregnancy: the NICE guidelines. *Heart, 97*, 1967–1969

[355] Martin Jr., J. N., Thigpen, B. D., Moore, R. C. et al. (2005). Stroke and severe preeclampsia and eclampsia: a paradigm shift focusing on systolic blood pressure. *Obstetrics and Gynecology, 105*, 246–254

[356] Abalos, W., Duley, L., Steyn, D. W. et al. (2007). Antihypertensive drug therapy for mild to moderate hypertension during pregnancy. *The Cochrane Database of Systematic Reviews, 1*, CD002252

[357] von Dadelszen, P. & Magee, L. A. (2002). Fall in mean arterial pressure and fetal growth restriction in pregnancy hypertension: an updated metaregression analysis. *Journal of Obstetrics and Gynaecology Canada, 24*, 941–945

[358] Sass, N., Itamoto, C. H., Silva, M. P. et al. (2007). Does sodium nitroprusside kill babies? A systematic review. *Sao Paulo Medical Journal, 125*, 108–111

[359] Churchill, D., Bayliss, H. & Beevers, G. (2000). Fetal growth restriction. *Lancet, 355*, 87–92

[360] Podymow, T. & August, P. (2011). Antihypertensive Drugs in Pregnancy. *Seminars in Nephrology, 31*, 70–85

[361] Wolf-Maier, K. et al. (2003). Hypertension prevalence and blood pressure levels in 6 European countries, Canada, and the United States. *JAMA, 289*, 2363–2369

[362] Goodwin, J. S. (2012). Gait speed: comment on „rethinking the association of high blood pressure with mortality in elderly adults". *Archives of Internal Medicine, 172*, 1168–1169

[363] Aronow, W. S. & Ahn, C. (1996). Risk factors for new coronary events in a large cohort of very elderly patients with and without coronary artery disease. *American Journal of Cardiology, 77*, 864–866

[364] Aronow, W. S. & Frishman, W. H. (2004). Treatment of hypertension and prevention of ischemic stroke. *Current Cardiological Reports, 6*, 124–129

[365] Aronow, W. S., Ahn, C. & Kronzon, I. (1999). Comparison of incidences of congestive heart failure in older African-Americans, Hispanics, and whites. *American Journal of Cardiology, 84*, 611–612, A9

[366] Ness, J. et al. (2005). Prevalence of symptomatic peripheral arterial disease, modifiable risk factors, and appropriate use of drugs in the treatment of peripheral arterial disease in older persons seen in a university general medicine clinic. *The Journals of Gerontology. Series A. Biological Sciences and Medical Sciences, 60*, 255–257

[367] Cherubini, A. et al. (2007). Hypertension and cognitive function in the elderly. *American Journal of Therapy, 14*, 533–554

[368] Staessen, J. A. et al. (2000). Risks of untreated and treated isolated systolic hypertension in the elderly: meta-analysis of outcome trials. *Lancet, 355*, 865–872

[369] Morley, J. E. (2014). Treatment of hypertension in older persons: what is the evidence? *Drugs Aging, 31*, 331–337

[370] Materson, B. J., Garcia-Estrada, M. & Preston, R. A. (2016). Hypertension in the frail elderly. *Journal of the American Society of Hypertension, 10*, 536–541

[371] Bavishi, C., Goel, S. & Messerli, F. H. (2016). Isolated Systolic Hypertension: An Update After SPRINT. *American Journal of Medicine, 129*, 1251–1258

[372] Boutitie, F. et al. (2002). J-shaped relationship between blood pressure and mortality in hypertensive patients: new insights from a meta-analysis of individual-patient data. *Annuals of Internal Medicine, 136*, 438–448

[373] Foster-Dingley, J. C., Moonen, J. E., de Craen, A. J., de Ruijter, W., van der Mast, R. C. & van der Grond, J. (2015). Blood Pressure Is Not Associated With Cerebral Blood Flow in Older Persons. *Hypertension, 66*, 954–960

[374] Turgut, F. et al. (2013). Hypertension in the elderly: unique challenges and manage-

ment. *Clinics in geriatric medicine, 29,* 593–609

[375] Pimenta, E. & Oparil, S. (2012). Management of hypertension in the elderly. *National reviews. Cardiology, 9,* 286–296

[376] Rerkpattanapipat, P., Stanek, M. S. & Kotler, M. N. (2001). Sex and the heart: what is the role of the cardiologist? *European Heart Journal, 22,* 201–208

[377] Rosenkranz, S. & Erdmann, E. (2001). Interaction between sildenafil and antihypertensive drugs: what is evidence-based? *Deutsche medizinische Wochenschrift, 126,* 1144–1149

[378] Kloner, R. A. (2001). Erectile dysfunction and cardiovascular risk factors. *Hosp Pract (Minneap), 36,* 41–44, 49–51

Sachwortverzeichnis

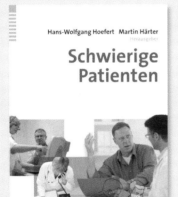
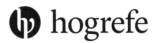

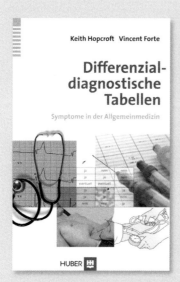
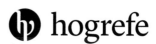